DIETA CETOGÉNICA PARA ADELGAZAR

La Guía completa con la Dieta Keto para perder peso, con más de 90 recetas saludables para adelgazar, libro de cocina para quemar grasa y dieta cetogénica baja en carbohidratos y alta en proteínas.

ANITA VIDAL

Índice

INTRODUCCIÓN:
La Dieta Cetogénica

Quiero agradecerte el haber seleccionado nuestro libro para comenzar juntas un camino para adelgazar sin afectar tu salud. Hoy quiero hacerte una propuesta: Vengo a invitarte a que ya te dejes de excusas y tomes las riendas responsablemente de tu alimentación con una estrategia que ya viene siendo practicada por cientos de personas en todo el planeta.

El llamado método cetogénico es una estrategia nutricional que te ayudará a recuperar el peso ideal en caso de que te hayas pasado de la raya con pocos o muchos kilos. Desde la más tierna edad todos, incluso tú, hemos sido sobresaturados con alimentos ricos en hidratos de carbono y azúcares. Quizás para ti resulte la cosa más natural, porque es lo que has visto desde siempre, sin embargo que no es así, esta manera de comer resulta desastrosa para tu salud. Terribles enfermedades crónicas tan populares en la actualidad tienen su raíz en el consumo desaforado de azúcares. Si pudieras observar la cantidad de azúcares que comían tus ancestros hace una centuria, te darías cuenta de la descomunal desproporción de tu consumo. ¡No es tiempo para permanecer indiferente!

Es momento tomar conciencia y modificar hábitos. Debes prestar más atención a tu salud y a tu alimentación. El método cetogénico tiene como principal proceso el fenómeno bioquímico llamado cetosis. Quizás hayas oído mencionar esta palabra antes, en caso de no ser así te lo explicaré en dos líneas. La cetosis es un proceso que se da en el cuerpo bajo ciertas condiciones y que propicia que tu cuerpo pueda quemar grasa para obtener su energía en lugar de quemar carbohidratos como normalmente lo hace. Propiciar la cetosis en tu cuerpo te puede ayudar a recuperar tu peso ideal, concentrar tu actividad mental, incrementar tus niveles de energía, equilibrar tus niveles de azúcar en la sangre, regular tus procesos hormonales.

Esta publicación busca ser una guía que pueda ayudarte a aclarar cuál es realmente la importancia para el organismo de llevar a cabo procesos como el ayuno, o de adoptar la manera de alimentación propuesta por el método cetogénico, también de incentivarte a incorporar a la alimentación ciertos alimentos realmente beneficiosos y a eliminar otros muy dañinos que aún sigues consumiendo sin conciencia alguna.

Te invito a tomarte la información que te ofrezco con total seriedad. Aplica los principios aquí revelados a tu propia vida. Si adoptas un estilo de alimentación saludable, tu vida será mejor. Si te alimentas consciente de lo que introduces a tu cuerpo y del impacto que tendrán en él, tu felicidad está garantizada.

CAPÍTULO 1:
¿Qué es la dieta ceto, keto, queto o cetogénica?

Sin duda alguna la dieta ceto está en boca de todos actualmente. Su efectividad ha hecho que su popularidad vaya en aumento cada día que pasa. La dieta ceto, es el nombre abreviado de la dieta cetogénica, es decir, ambas son la misma cosa, y consisten en minimizar el consumo de hidratos de carbono y aumentar la ingesta de grasas saludables. Esta dieta trae consigo innumerables beneficios para la salud y guarda cierto parecido con la también famosa Dieta Atkins. Más de una veintena de publicaciones científicas avalan el impacto positivo de la dieta cetogénica en la pérdida de peso y en la recuperación de la salud. Para este momento debes estar preguntándote ¿Quién diseñó la dieta cetogénica? ¿En verdad funciona? ¿Cómo funciona? Precisamente esas preguntas te las voy a responder en las líneas que vienen a continuación.

La dieta cetogénica, no es una ocurrencia cualquiera de algún charlatán. Fue un régimen nutricional diseñado en el año 1971, por el médico pediatra, neurólogo y neurocientífico alemán Peter Huttenlocher, considerado pionero de la neurociencia del desarrollo. Es bueno que sepas que en este plan de alimentación cetogénico, la intención es que el 60% de las calorías ingeridas provengan del aceite denominado MCT (nombre que le viene de su composición molecular), de este modo más cantidad de proteínas quedan disponibles para reparar tu organismo. Como dato interesante te comento que en sus inicios, el método cetogénico clásico no contemplaba la ingesta de carbohidratos o proteínas en las mismas cantidades de la actual dieta ceto. Esto es natural en la ciencia, ya que al pasar los años los métodos se van afinando y perfeccionando. Las primeras investigaciones referentes a método de alimentación cetogénico fueron realizados entre los años 1920 y 1930, y no tenían la pérdida de peso como finalidad, lo que se buscaba era hallar una cura a la patología de la epilepsia o al menos un alivio a los síntomas, a través de un cambio en la forma de alimentarse.

Dichos estudios arrojaron que al llevar una alimentación que produjera unas sustancias orgánicas conocidas como cetonas en el cuerpo, la aparición de episodios epilépticos disminuían. Este régimen empezó usándose en infantes, hoy en día aún se emplea para tratar a pequeños pacientes con problemas de epilepsia.

La dieta cetogénica original tenía como complemento la práctica del ayuno, pero por lo fuerte que resultaba esto último, se fueron buscando otras opciones complementarias. Con la aparición de una nueva terapéutica anticonvulsión que causó furor, la dieta cetogénica cayó en desuso por algún tiempo. Sin embargo, se volvió a retomar el método queto con algunas mejoras y con la incorporación nuevamente de la técnica de ayuno. De esto te hablaré en los capítulos que siguen.

El punto fuerte de la dieta cetogénica es que logra cambiar la forma en que tu cuerpo obtiene su energía de los alimentos. Cuando ingieres altas cantidades de grasa y muy poco o ningún carbohidrato, en tu cuerpo se produce un estado que se conoce como "cetosis". La cetosis es una condición especial del metabolismo en la que tu organismo busca obtener vigor utilizando la grasa que se encuentra almacenada en tus tejidos, en vez de obtenerla de los hidratos de carbono que consumes. Al haber déficit de carbohidratos en tu sistema, y por lo tanto no tener glucosa disponible para quemar, el hígado se ve obligado a transformar las grasas que comes en unas sustancias químicas llamadas "cetonas" para sacar energía de ellas y así mantener activadas las funciones vitales. Al consumir cetonas para la obtención de energía en lugar de obtenerla de los azúcares ingeridos (glucosa), tu cuerpo sufre una pérdida de peso considerable, porque básicamente está consumiendo sus propias reservas orgánicas depositadas en la grasa de tus tejidos adiposos. Al tener un consumo alto de hidratos de carbono, tu cuerpo se mantienen en inflamación crónica, con la dieta cetogénica, el proceso inflamatorio de tu cuerpo desaparece y la fuerza vital de tu organismo se sintetiza de manera más eficiente.

Cuando practicas el método cetogénico lo que haces es poner un límite riguroso al consumo de alimentos ricos en hidratos de carbono (azúcares), moderar el consumo de proteínas y aumentar la ingesta de cierto tipo de grasas. Como te dije al inicio, este un método inicialmente diseñado para controlar y reducir episodios de epilepsia crítica en los infantes, sin embargo su aplicación se extendió en aquellas personas que están interesadas en disminuir sus niveles de grasa corporal y por ende bajar de peso. El método cetogénico induce a tu cuerpo o a responder como lo haría en caso de emergencia. Cuando tienes hambre y no dispones de alimento corriente (rico en hidratos de carbono), tu organismo se ve obligado a echar mano de los depósitos de vitaminas y nutrientes alojados en tu grasa corporal para mantener tu pervivencia. En situaciones normales, tu cuerpo es muy práctico y obtiene su energía de la fuente que la ofrece de forma más fácil y rápida: los carbohidratos, que son transformados en glucosa. Por si no lo sabías, la glucosa es el alimento oficial de tu cerebro. Cuando privas a tu estomago de cierto tipo de alimentos (azúcares), a tu cerebro se le dificulta obtener energía de otros alimentos como los aminoácidos que se encuentran en las proteínas ya que pasa una situación inesperada y compleja: por su tamaño, para los ácidos grasos es imposible franquear la llamada "barrera hematoencefálica" que protege tu cerebro, cual si se tratara de la muralla de un castillo. Tu hígado se ve obligado a usar los ácidos grasos para elaborar los llamados "cuerpos cetónicos", estas pequeñas partículas sí que pueden traspasar la "barrera hematoencefálica".Y, ante la emergencia declarada en el cuerpo por la ausencia de azúcares, lo hacen. Una vez superada la "barrera hematoencefálica", estas cetonas pueden proveer "alimento" alternativo a las células cerebrales a falta de su plato favorito, que como te dije antes, es la glucosa. Esta es la forma en la que tu cerebro se alimenta. Aunque no es una información tan difundida, no es difícil de comprender. Seguramente ya está bastante claro para ti, entonces continuemos.

A ciencia cierta, aún no se ha logrado descifrar en su totalidad el misterio de cómo la cetosis logra frenar los procesos epilépticos, pero sí hay pruebas fehacientes que certifican que es un método efectivo. Las teorías confirman las propiedades antiepilépticas de las cetonas cuando logran atravesar la "barrera hematoencefálica". Los beneficios de la cetosis frente a los estados de epilepsia han sido registrados desde los inicios de las prácticas con el método cetogénico, hecho que ocurrió hace ya más de 100 años.

Seguramente encontrarás muchas variaciones de la dieta cetogénica (dieta Atkins, dieta de bajo nivel glucémico, dieta de triglicéridos MCT normal y modificada) pero por lo general las personas suelen mantenerse fieles al método clásico. Las diferencias entre las versiones de la dieta queto y su original son realmente pequeñas, los principios base permanecen intactos y se fundamentan en los preceptos descritos con anterioridad.

CAPÍTULO 2:
¿Cómo hacer la dieta cetogénica?

Si estás por iniciar la dieta cetogénica con el propósito de ganar / aumentar tu masa muscular o de incrementar tu desempeño, entonces debes tener bien claro cuál es tu índice de masa muscular y calcular la ingesta de 2.2 gramos de alimento con contenido proteico por cada kilo de masa muscular libre de grasa que haya en tu cuerpo.

Se toma como punto de partida la masa muscular magra de tu cuerpo por una razón bien específica y es ésta: tu masa muscular solo se mantiene con alimento de alto valor proteico. Si partes de tu peso total (con masa grasa y peso de huesos) el cálculo no estará ni correcto, ni completo.

Ejemplifiquemos. Supongamos que tienes a un individuo que llamaremos "A". "A" es una persona preocupada por su condición física, tienen buena musculatura. "A" pesa 80 kilos.

Por otro lado, tienes a otro individuo al que llamaremos "B". "B" es una persona más bien sedentaria y sin entrenamiento, con masa muscular poco desarrollada y más bien con un poco de sobrepeso en tejido graso. "B" también pesa 80 kilos.

Aunque como puedes ver, tanto "A" como "B" pesan los mismos 80 kilos, el individuo "A" tiene requerimientos proteicos mayores porque su masa muscular "pide" proteínas a fin de mantener su volumen. Por el contrario, el individuo "B", al tener más grasa que músculo, tiene menor demanda proteica en su cuerpo.

Para hacer el cálculo correcto debes determinar qué porcentaje de tu peso corresponde a masa muscular, existen unas básculas electrónicas que determinan tu peso y te detallan qué porcentaje de ese peso corresponde a masa muscular y qué porcentaje a masa grasa. Una vez que ya tengas la cifra de tu masa muscular debes restarlo de la cifra de tu peso total.

Supongamos que pesas 88 kilos y tu porcentaje de grasa es 18.3%. Debes aplicar el cálculo de esta manera:

88 x 0,183 = 16,10

El resultado señala que en tu cuerpo tienes 16.10 kilos de grasa. Luego esta cifra de grasa se la debes restar a tu peso total para obtener la masa muscular, es decir:

88 16.10 = 71,9

Esto significa en tu cuerpo hay una masa muscular magra de 71,9 kilos.

Para calcular la cantidad de proteínas que debes consumir para incrementar tu masa muscular, debes multiplicar tu masa corporal magra por 2.2 gramos de proteína.

71,9 x2.2 =158 gramos

Redondeando debes consumir diariamente un aproximado de 158 gramos de proteína al día para cubrir tus requerimientos óptimos.

Las proteínas son como unos ladrillos que van a restaurar el desgaste diario de tu musculatura. Si consumes menor cantidad de proteína, tu cuerpo no tendrá "ladrillos" para repararse y se debilitará toda la estructura. Si no estás ingiriendo la cantidad adecuada de proteínas según tu masa muscular, debes hacer los ajustes necesarios a fin de recibir justo lo que tu cuerpo demanda.

Afina tus cálculos macro

La cifra de requerimientos diario de proteína que has obtenido te sirve como punto de partida para hacer otros cálculos útiles e interesantes como son: requerimiento de carbohidratos y requerimientos grasos. Ahora te voy a mostrar cómo obtener las cifras de tus macronutrientes de una marera clara y sencilla.

Como ya sabes, al practicar e método cetogénico, un 7075% de tus calorías del día las obtendrás consumiendo alimentos altos en grasa, un 2025 % de tu ingesta calórica provendrá del consumo de alimentos proteicos. Solamente un 5% de tus calorías diarias debe provenir del consumo de hidratos de carbono o azúcares.

Seguidamente, te recomiendo hacer cálculo de cómo están compuesta tu ingesta de nutrientes a nivel macro. En el apartado anterior realizaste el cálculo de tus requerimientos de proteína. Según la operación que realizaste, sobre la base de 88 kilos de peso, necesitas ingerir un aproximado de 158 gramos de proteína al día para cubrir tus necesidades.

Tomando en cuenta que por cada gramo de proteína obtienes 4 kilocalorías, al multiplicar

158 x 4 = 632 kilocalorías provenientes de las proteínas.

Según la dieta cetogénica, estas 632 kilocalorías constituyen la cuarta parte (25%) de ingesta calórica diaria en atención a la manera de distribuir los macronutrientes cetogénicamente.

Esto quiere decir que el total de tus necesidades diarias de consumo calórico se calculan así:

632 kilocalorías x 4 = 2528 kilocalorías

Es decir, tu consumo tope de kilocalorías diario es de 2528 kilocalorías.

Ahora procederé a mostrarte cómo calcular la cantidad de grasas que te está permitida ingerir según el método cetogénico.

Tomando en cuenta que por cada gramo de grasa obtienes 9 kilocalorías, al multiplicar

2528 x 0.7 = 1770 kilocalorías provenientes de las grasas.

1770 /9 = 197 gramos de grasa

Es decir, tu consumo tope de grasas diario es de
197 gramos de grasa por día.

Siguiendo los ejemplos puedes calcular la cantidad
de gramos de hidratos de carbono que puedes
consumir diariamente. 0,05 x 2528 = 126
kilocalorías /4 (valor de calorías de 1 gr de
carbohidratos) = 32 gramos de hidratos de
carbono es el tope de consumo diario.

CAPÍTULO 3:
¿Cómo iniciar una dieta cetogénica?

Dejar tu zona de confort es difícil, lo sé, y más aún cuando se trata de gustos y hábitos de comida. Comer da placer. Comer carbohidratos es el placer supremo, es la felicidad absoluta. Todo lo rico de la vida lleva carbohidratos y lo venden por todos lados a todas horas. Esto hace que la decisión de hacer una dieta sea tan difícil, porque la mayoría de los regímenes dietéticos restringen, al menos a la mitad, los carbohidratos que sueles consumir. Ya eso implica una renuncia, y toda renuncia lleva sufrimiento.

Pero cuando se trata de la dieta cetogénica, eso sí que es para valientes, para osados seres sobrehumanos que no temen permanecer en una lucha encarnizada contra sus apetencias las 24 horas del día. ¿Sabes lo que significa que en tu dieta solo el 5% pueden ser carbohidratos? Significa que de una torta solo te puedes comer una migajita del tamaño de un frijol. ¿Es broma?, no, no es broma. Si ya decidiste iniciar una dieta cetogénica debes saber que es un reto para voluntades fuertes, es una ruda prueba para tu autocontrol, es un desafío (nivel ¡Dios!) para tu autodisciplina.

La dieta cetogénica es una de las más difíciles de llevar al inicio, pero si te portas bien, es la que más resultados visibles te dará y más satisfacciones a largo plazo te dejará. Si llegaste hasta aquí en la lectura significa que te lo has tomado en serio, entonces te daré algunos tips para que te lo hagas menos difícil, porque los primeros días son duros.

Primero, revisa tu nevera, tu alacena, tu cuarto, todos los rincones de tu casa, tu carro, tu oficina. Lleva una gran bolsa. Todo lo que se coma y sea dulce o con harina es carbohidrato, va a la bolsa. Lo que sea salado y sabroso como el pan, las galletas, los nachos, snacks, pastas, arroz, papas, plátanos: a la bolsa. Todas las salsas que le dan sentido a tu vida: mayonesa, kétchup, barbecue, mostaza, tártara tienen espesantes, azucares, jarabes de maíz, glucosa. Todo eso va a la bolsa. Todos los carbohidratos refinados van a la bolsa y los complejos con alto índice glucémico también. Si tienes dudas sobre cuáles son o no carbohidratos, en la web puedes despejarlas. Regala o dona la bolsa con todo su tentador contenido, no la botes porque la comida no se bota, y menos en estos tiempos. Listo. Una vez despejados tus espacios de carbohidratos, ya puedes empezar tu dieta cetogénica. Créeme, esto lo hará menos difícil y te permitirá mantenerte firme en el camino ceto.

Si no vives solo, habrá otro reto porque deberás negociar con las personas que viven contigo para que mantengan sus delicias ricas en carbohidratos, fuera de tu vista y de y de tu alcance, ¡Ah! Y que se hagan un menú aparte del tuyo. También es recomendable que inicialmente rehúses invitaciones a comer, pues estar en un restaurant con tantos manjares prohibidos al alcance de un ¡Camarero tráigame esto! Es una verdadera tortura. Y ni hablar de pasar frente a las confiterías, pastelerías, heladería, de entrar, ¡Ni en sueños!

Al final del libro te coloqué varias recetas ceto, asegúrate de contar con todos los ingredientes que allí aparecen a fin de que puedas realizar cualquiera de estas preparaciones en el momento en que o requieras. Alimentos como vegetales y hortalizas de hoja verde, tubérculos con bajo índice glucémico (bajo contenido de carbohidratos), grasas de tipo saludable, alimentos proteicos con bajo o ningún contenido graso. Es bueno también tener a la mano alimentos que puedan servir como aperitivo o merienda, con alto nivel de grasas y bajo nivel de hidratos de carbono como lo es la mantequilla de cacahuate o maní, la carne deshidratada o los huevos cocidos.

Te recomiendo echar un ojo a aquellos alimentos permitidos en la dieta cetogénica y marcar aquellos que realmente te agradan. Comienza tu menú con estos alimentos que si te gustan y luego ve incorporando los demás paulatinamente esto hará el proceso menos traumático.

Otra recomendación, es planificar tu inicio de dieta ceto. Comenzar un régimen con la rigurosidad que exige la dieta queto, requiere que te encuentres en un estado tranquilo, sin presiones, ni estrés. La angustia genera ansiedad por los carbohidratos. Al comer carbohidratos empieza el juego del hambre, porque al acabarse la glucosa, el cerebro pide más y más y nunca acaba el ciclo. Comienza tu dieta una mañana en que no debas ir a trabajar. Si no comes durante la noche, tendrás muchas cetonas en tu organismo y esto te permitirá pasar un día con menos ansiedad, esto es buena señal y augurio de que alcanzarás los objetivos ceto que te hayas trazado.

Al iniciar una dieta cetogénica, el cuerpo te enviará señales fuertes de rebeldía. Muchos efectos secundarios muy molestos pero no peligrosos en su mayoría. Antojos enloquecedores, escalofríos, algo de cefalea, pueden ser algunas de las señales. Son parte del síndrome de abstinencia por la ausencia de carbohidratos. Esos son los alimentos más deliciosos y adictivos que hay y llevas toda la vida consumiéndolos en todas tus comidas. Debes mantenerte calmado. Llevar tú la situación y no permitir que tus apetencias te controlen a ti. En el capítulo que sigue, te daré algunas recomendaciones que te ayudarán a sobrellevar este mal trance y con ellos, lograrás superarlo y te sentirás con más control de ti mismo y con buen nivel de bienestar.

Algunas personas sufren de indigestión al empezar el método cetogénico. Esto ocurre por un error de interpretación de la misma. Algunos creen que la dieta ceto significa eliminar del menú oda planta, legumbre o fruta, esto es un gran error. En la dieta cetogénica puedes y debes comer muchos vegetales con alto contenido de fibra, frutos con alto contenido de grasas saludables como la palta o aguacate, frutos secos de bajo contenido de hidratos de carbono. Si eliminas esos alimentos fibrosos de tu dieta y solamente ingieres grasas y proteínas, tu cuerpo sufrirá reacciones molestas como lo son, el reflujo gástrico, la indigestión y los retorcijones intestinales. En caso de que presentes estas incomodidades en tu organismo, aun ingiriendo frutas y legumbres permitidas, entonces es momento de borrar los alimentos lácteos de tu menú. La dieta cetogénica en ocasiones saca a la superficie algunos padecimientos que tenías solapados, tal es el caso de algunos tipos de alergia como la que se presenta a la proteína de la leche, que puede haber llevado años allí y no haberse manifestado hasta ahora, por causa del reajuste que provoca en el organismo la dieta cetogénica.

Si llegas a presentar señales como: espasmos en el estómago, heces acuosas o de color muy oscuro y de aspecto aceitoso, entonces significa que estás sobrepasándote en el consumo de grasas. La dieta cetogénica se basa en alto consumo de grasa, pero ningún cuerpo tolera un consumo de grasas ilimitado. Cada cuerpo tiene su límite, cada quien debe identificar el suyo. Cuando consumes más grasa de la que tu cuerpo es capaz de procesar, sencillamente pasa de largo, sale como entra, no se asimila. Este hecho no te traerá daños graves pero si afecta la flora bacteriana de tu intestino, por esta razón si observas estas señales, ese es el indicador de que debes bajar un poco la ingesta de grasas e ir ajustando tu consumo de acuerdo a tus niveles de tolerancia a los lípidos.

Sin embargo la elevada ingesta de grasas propuesta por el método cetogénico también te proporcionará efectos beneficiosos para tu cuerpo. Los efectos más deseados tardan un poquito más en evidenciarse pues deben hacerse ajustes en tu sistema para poder evidenciar la aceleración de tu metabolismo y la pérdida de peso.

Pero otros indicadores positivos te dirán que el cambio de alimentación está surtiendo efecto positivo, se está dejando ver. Muestra de ello es que tu sensación de hambre empezará a estar bajo control. El desespero angustiante por comer se irá domando. Al mantener una ingesta de energía constante, la crisis que sufre la gente en general por las subidas y bajones de energía (picos) debido al consumo de glucosa ya no serán parte de tu día a día.

Al llevar un modo cetogénico de alimentación podrás pasar de una comida a otra sin los episodios de angustia y compulsión generados por la bioquímica de tu cuerpo pidiendo a gritos su dosis de azúcar, porque ya se adaptará a obtener su energía de otra fuente diferente y menos adictiva: las cetonas.

Otro de los efectos estupendos de la dieta cetogénica es que podrás tener mayor autocontrol de tu vida emocional. Seguro has notado que cuando tienes hambre y no puedes comer en el momento, te saltan los llamados antojos. Es tu cuerpo dándote la orden de que obedezcas y le suministres glucosa. Si no lo haces, por alguna razón empiezas a sentir incomodidad, mal humor. Te sientes rabioso y quienes están a tu alrededor sufren las consecuencias.

Con la dieta cetogénica estos arranques de ira por abstinencia de glucosa pasarán a la historia. Los primeros días, como en todo cambio, se agudizará la urgencia, pero con fuerza de voluntad y un objetivo claro, pasará esta fase y entrarás a un nuevo estado en el que quien manda en tu cuerpo eres tú, no tus adicciones a los carbohidratos. Es importante tomar conciencia del impacto emocional de los azúcares en tu vida y empezar a poner control sobre este punto, bien sea que adoptes un estilo cetogénico permanente o solo sea temporal para obtener tu peso ideal.

CAPÍTULO 4:
¿Cuáles son los beneficios de una dieta cetogénica?

De algún modo, todo régimen alimenticio orientado a la pérdida de peso tiene un poco de cetogénico. Es lógico, ya que el objetivo de las dietas es la pérdida de peso y esto se logra con la reducción de la grasa acumulada en tu cuerpo. Para bajar de peso hay que quemar grasa corporal, no queda otra. La vía para que el cuerpo empiece a consumir su propia grasa es alimentarse de forma que la glucosa del cuerpo se agote y se active la producción de cetonas. Es por esto que en casi todas las dietas se aumenta la proporción de alimentos ricos en proteínas y se prescribe el ejercicio físico. Se necesitan alta presencia de proteína cuando se está perdiendo peso, las proteínas se mezclan con la grasa y de allí se obtienen las cetonas. En caso de no consumir las cantidades apropiadas de proteína, tu cuerpo empezará a consumirse a sí mismo, devorará su propia musculatura.

Pero si hay diferencia entre la dieta cetogénica y las otras dietas y es esta: las dietas regulares permiten la ingesta de carbohidratos en cantidades medias y en algunos casos hasta bastante elevada. La dieta cetogénica es más estricta en este sentido. Los carbohidratos son solo el 5% de la comida diaria, lo que es bien poco en realidad. Pero esto tiene una explicación.

Cuando comes carbohidratos (harinas, azúcares), tu cuerpo obtiene glucosa. Cuando hay glucosa en el organismo no se producen las cetonas, no se genera el estado de cetosis. Sin cetosis, sin cetonas, no se puede quemar grasa, por consiguiente no se puede bajar de peso. La presencia de glucosa en tu cuerpo siempre impedirá que elimines tu grasa corporal y pierdas peso, eso debes tenerlo bien claro. La presencia en tu cuerpo impide que se genere un estado de cetosis y cada instante que nuestro cuerpo pasa sin estar en cetosis, es no peso estancado o peso aumentado.

Otro efecto de ingerir carbohidratos y por ende cargar de glucosa el cuerpo es que se incrementa la sensación de hambre. El cuerpo tiene sus ciclos con respecto a la glucosa y es necesario conocerlos. El organismo no empieza a consumir cetonas de un momento a otro, primero tiene que quemar la glucosa que hay circulando en la sangre. Una vez consumida ésta, al no haber nueva ingesta de glucosa, pasa a una siguiente fase y es la de usar el glucógeno, que no es otra cosa que la "despensa" de glucosa que se almacena para casos de emergencia en los músculos y también en el hígado. Cuando ya se han quemado esas reservas guardadas, es cuando se declara el estado de alarma en el cuerpo, se envían señales para iniciar la producción de cetonas extra. En este momento, cuando el cuerpo se declara en estado de alarma, es cuando literalmente la persona enloquece de hambre. El cuerpo implora, suplica, vocifera, se retuerce para que le suministres un poco de azúcar, una galletita, un pan, algo dulce (su dosis de glucosa) para extraer energía rápidamente y bajar la crisis. El cuerpo sabe que producir cetonas para extraer energía es más trabajoso que obtenerla de forma instantánea de los azúcares, es por esto que muy astutamente hace que tu voluntad se debilite para que cedas ante su urgencia de azúcar. Es en este punto donde la mayoría de las personas suelen abandonar la dieta. Sucumben.

Al realizar una dieta cetogénica, no se presentan estos inconvenientes porque ya el organismo entra en un estado de consumo de cetonas permanente. Como la ingesta de carbohidratos es casi inexistente, el cuerpo permanece en estado de cetosis, produciendo y consumiendo cetonas para obtener fuerza. Como no se consumen azúcares, las alarmas para reabastecer el azúcar del cuerpo deja de funcionar, el organismo se adapta a buscar energía de forma alternativa, sin recurrir al carbohidratos. Se apagan las alarmas. Con el método cetogénico el cuerpo quemará grasa permanentemente y casi no tendrás sensación de hambre, por lo que perder peso será más sencillo.

La principal razón por la que mucha gente sigue el método cetogénico es para perder peso, sin embargo existen otras razones muy convenientes para iniciarse en este camino de la alimentación cetogénica. Recuerda que la manera de alimentación de la mayoría de los seres humanos, la dieta convencional está hipersaturada de carbohidratos, esto ocasiona mucho daño en el organismo. Si bien estos daños producto de décadas de malcomer no se reparan de hoy para mañana, la dieta cetogénica inicia el proceso para revertir el deterioro orgánico y comienza el proceso de reparación. Por eso es tan importante despedirse de los carbohidratos, de lo contrario, se estaría boicoteando la sanación, obligando al cuerpo a reiniciar una y otra vez, lo que genera mayor desgaste.

Un alto consumo de carbohidratos provoca el aumento de los niveles de azúcar en la sangre, este incremento de azúcares duplica y triplica el trabajo del órgano encargado de equilibrar esta sustancia en el torrente sanguíneo: el páncreas. Con el pasar de los años, un descontrol como este puede terminar en una diabetes crónica o daños graves en el páncreas. La dieta cetogénica es altamente favorable para personas diabéticas o pre diabéticas. No hay riesgo de desajuste de insulina ya que siguiendo el método cetogénico no hay presencia de azúcar en sangre. De todas maneras, si presentas alguno de estos problemas de salud, es bueno consultar con un especialista o nutricionista antes de iniciar un cambio en la dieta, y aclararle que no es una dieta común sino una dieta cetogénica.

Otra de las razones por la cual es una decisión inteligente iniciar una dieta cetogénica es porque resuelve las irregularidades del apetito. Si has tenido o tienes dificultades con tu apetito, es probable que su causa tenga que ver con el famoso "ciclo acelerado del azúcar" que afecta severamente los niveles de insulina y por extensión, al ciclo de las hormonas del apetito. Mucho se repite la máxima: se debe comer poco y con frecuencia, sin embargo esta forma de alimentarse puede ocasionar desórdenes de interpretación del apetito en el organismo y además de esto desajustes metabólicos. En la dieta cetogénica se come a intervalos largos. Esto te permite distinguir claramente cuando tienes hambre, de cuando tienes sed o de cuando se trata solo de un capricho o de ganar de comer porque estás aburrido. Llevar una dieta cetogénica acabará con el problema de los antojos.

Llevar un método de alimentación siguiendo los principios cetogénicos ayuda a controlar la proliferación descontrolada del hongo llamado Cándida en tu organismo. Este hongo se alimenta de la glucosa proporcionada por los carbohidratos presentes en tu alimentación. La Candida se alimenta de azúcares presentes en alimentos refinados y en los carbohidratos en general y su proliferación puede generar infecciones genitales, boca, cefaleas, mal funcionamiento intestinal. La sobrepoblación de cándida en el organismo manda señales al cerebro para que pida más azúcar y el ciclo no se rompe. A más azúcar más cándida, y a más cándida más demanda de azúcar. La dieta cetogénica por ser muy baja, casi nula en carbohidratos, acaba con la "comida" de la Cándida por lo cual su presencia queda en niveles muy bajos, esto disminuirá las infecciones y desaparecerá las afecciones de la piel (caspa, eccemas) generadas por este hongo.

La dieta cetogénica ayuda a controlar el funcionamiento de las hormonas. Cuando consumes carbohidratos, los azúcares que van a la sangre disparan los niveles de insulina. La insulina es una hormona que al desequilibrarse, genera desequilibrio en todo el sistema hormonal, afectando en especial la fluctuación de testosterona y progesterona en sangre. Cuando se desequilibra la insulina, también se afecta la producción de la hormona de la felicidad, llamada serotonina, que es la que proporciona la sensación de bienestar en las personas. Al regular los niveles de insulina en sangre, el cuerpo se libera del estrés que generan los llamados picos de azúcar, por lo que el organismo vuelve a un estado de equilibrio y armonía. La dieta cetogénica ayuda al sistema hormonal proporcionándole grasas saludables, ya que sin éstas, las hormonas no podrían producirse.

Si eres de los que llevan toda la vida consumiendo carbohidratos, seguro tu sistema digestivo, tus intestinos te causa problemas: acideces, flatulencias, diarreas Estos problemas se reducirán en gran medida con la adopción del método cetogénico.

Al llevar una alimentación basada en los principios cetogénico, tu cuerpo recibe mayos cantidad de nutrientes de más alta calidad. A ti y a todos se nos ha mal educado para comer de todo sin conciencia de nada, lo que importa es "que la comida sea rica y que llene la panza". Pero saciar el hambre no es suficiente. Hay que ponerle buen combustible a la máquina para que no se dañe el motor. Por lo general, los carbohidratos son deliciosos (pastas, galletas, panes, papas, etc), no se puede negar, y además te dan una sensación fabulosa de llenura inigualable, el detalle es que tienen muy poquitos nutrientes, e incluso algunos como el azúcar tienen cero nutrientes. La dieta cetogénica te obliga a reducir la ingesta de carbohidratos y a sustituirlos por legumbres de hoja verde, legumbres de raíz y por otros alimentos que quizás no son extraordinariamente exquisitos, pero sin duda son lingotes de oro nutricional. La dieta cetogénica canaliza tu ingesta hacia la entrada de enormes cantidades de vitaminas y nutrientes de mayor calidad.

Otra de las ventajas de practicar la dieta cetogénica, es que por ser un método de alimentación bajísimo en carbohidratos, se disminuyen las afecciones dentales, tales como la caries, ya que las bacterias alojadas en la cavidad bucal se alimentan mayormente de azúcares y al no haber ingesta de las mismas, la colonia bacteriana de la boca se reduce considerablemente.

Para finalizar este capítulo, quiero que te lleves una información importante: La dieta cetogénica puede sacar a flote alergias que hayas tenido solapadas y que no te habías enterado que padecías. En tu dieta corriente, rica en carbohidratos, es seguro que en presentaste episodios de irritación de colon, gases, estómago flojo y lo tomaste como un incidente pasajero, cuando en realidad era un síntoma de intolerancia a la lactosa por ejemplo. Con la dieta cetogénica, muchas de esas molestias se revelarán y en ese caso tendrás que eliminar o reducir lácteos o consumirlos en presentación deslactosada.

CAPÍTULO 5:
Profundizando sobre la cetosis

Al alcanzar la cetosis y hacer prueba de orina las cetonas deben estar en o,8. Existen cintas medidoras de cetonas que cambian de color al contacto con la orina y que te harán muy fácil el proceso de detectar si ya alcanzaste este estado o aún te falta. De igual manera hay cintas que miden el nivel de cetonas en sangre, bajo el mismo principio de cambio cromático.

La dieta cetogénica induce el aumento de los niveles de las cetonas en la sangre al eliminar deliberadamente y casi en su totalidad la ingesta de carbohidratos en las comidas. Con este método se logra una disminución del peso corporal debido al uso de las grasas acumuladas para obtención de energía de un modo especial, poniendo al cuerpo en estado de emergencia por ausencia de glucosa en la sangre. Las grasas, resultan una alternativa para la obtención de energía ante la disminución voluntaria de los carbohidratos (glucosa) en las comidas diarias. Entran en estado de cetosis genera la disminución de los niveles de insulina en la sangre y se da inicio a la descomposición de la grasa corporal para su uso como combustible orgánico. Cuando el cuerpo está en cetosis, el hígado inicia la producción de cetonas extras para evitar que el cerebro muera, pues éste se nutre de glucosa y al no haber ingesta de la misma, el cerebro solo puede obtener energía para continuar operando tomándola (como opción de emergencia) de las cetonas.

Cuando alcanzas el estado de cetosis, el cuerpo empieza a enviar las señales que te describiremos a continuación:

El "aroma cetónico": el aumento de cetonas en la sangre modifica el olor de todos los productos corporales y fluidos (exhalación, saliva, sudor, lágrimas, los fluidos genitales, excretas) Esto ocurre debido a la descomposición del ácido acetoacético, que produce en las personas que practican el método cetogénico un olor muy particular y en ocasiones no muy grato para las narices ajenas. Sin embargo este aroma característico es una buena señal de que está realizando muy bien el método cetogénico y sin lugar a dudas va alcanzar las bondades del mismo.

Muy característico es el conocido "aliento ceto". Hay quienes afirman que huele a frutas pasadas de maduras, otros indican que huele a esmalte de uñas o a removedor de esmalte.

Para contrarrestar un poco el olor del aliento muchos cetopracticantes optan por cepillarse varias veces durante el día, o masticar chicle de menta fuerte sin azúcar.

Asegúrate de que nada de lo que mastiques o ingieras tenga entre sus ingredientes algun elemento que termine en "osa", ya que se trata de azúcares industriales (sucralosa, dextrosa, fructosa, galactosa, glucosa, Dribosa, isomaltosa, lactosa, sacarosa, sucrosa, xilosa, zilosa, ni tampoco nada que contenga entre sus ingredientes: ágave, algarrobo, caramelo, confite, cristales de jugo de frutas, cristales de florida, dextrina, diastasa, digliceridos, etil maltol, jarabes, melaza, miel. Estos también son otros nombres que usa la industria para esconder los azúcares en sus productos.

Adelgazamiento: al cambiar tu alimentación al modo cetogénico es seguro que empezarás a bajar de peso a buena velocidad desde la semana 1. Algunos sugieren que al iniciar se pierde peso por agua, sin embargo en las semanas siguientes ya la disminución de peso corresponde a tejido graso que va siendo quemado por la dieta cetogénica.

Aumento del nivel de cetonas en la sangre: El signo inequívoco de que vas por buen camino y en estado de cetosis es que al medir tus niveles en la sangre las cetonas están por encima de los valores regulares (entre 0.5 0.3 mmol/L). Puedes medir tus niveles de cetonas (beta hidrobuxibutirato BHB) haciéndote un examen en un laboratorio privado o puedes adquirir unas cintas colorimétricas que cambiarán de tonalidad de acuerdo a la concentración de las cetonas en tu fluido sanguíneo.

Aumento de cetonas en aliento y orina: de igual manera hay detectores de nivel de cetona en el aliento y hay cintas colorimétricas para medir el nivel de cetonas en la orina a diario. Estos dos sistemas pueden servirte de orientadores para saber si te encuentras en cetosis, si te has salido de ella o si aún te falta para alcanzarla.

Disminución del apetito: las personas que practican el método cetogénico han reportado una disminución en la ansiedad por comer dulces (antojos) y también desaparición de los compulsivos ataques de hambre. Esto se debe a una mejor calidad en los alimentos consumidos que permiten mantener la sensación de saciedad durante el día y a la ausencia de glucosa que es la que dispara las alarmas para reponerla cuando va disminuyendo su nivel.

Pensamiento enfocado e incremento de vitalidad: si bien es cierto, al iniciar el método cetogénico se pasa por un proceso de desintoxicación que puede generar algo de molestias como el llamado "humo ceto", que no es más que un período de desconcentración debido al síndrome de abstinencia de glucosa. Sin embargo, los practicantes permanentes del método cetogénico aseguran que luego de unas semanas el cuerpo se adapta y adquieren un mayor enfoque cerebral y una vitalidad jamás experimentada antes con una alimentación convencional. Eliminar la glucosa proporciona al cerebro un mayor autocontrol y menos glucodependencia.

Cansancio y debilidad: durante las primeras semanas de iniciarse en el método cetogénico, es posible que experimentes algo de debilidad y cansancio. Esto es completamente normal pues tu cuerpo está atravesando un período de transición y debe adaptarse a mantener sus funciones con una reducida cantidad de calorías. Pasar de una alimentación con sobredosis de carbohidratos a una alimentación con solo el 5% de carbohidratos, provocará un cambio brusco en el organismo, y debes estar preparado. Para pasar a un estado total de cetosis se requieren 30 días de práctica estricta del método cetogénico.

Para compensar esta sensación es bueno ingerir bebidas para reponer electrolitos que sean libres de azúcar o ingiera entre 2000400 mg de sodio, 300 mg de magnesio y 1000 mg de potasio al día.

Baja en el rendimiento físico: es perfectamente normal que al disminuir la ingesta de carbohidratos se presente un agotamiento en el organismo. Este cansancio disminuye el rendimiento físico, en especial en aquellos atletas que deben cumplir marcas y tiempos específicos. No es para alarmarse, y sucede mientras el cuerpo se adapta. Los músculos obtienen energía del glucógeno almacenado en las fibras musculares y al no haber ingesta de carbohidrato, este glucógeno se agota. Pasadas dos semanas, muchos atletas confirman hacer alcanzado su rendimiento normal y superar la etapa de crisis del glucógeno. De hecho se vuelven mucho más eficientes quemando la grasa corporal con el ejercicio, ya que reportan un consumo de grasa corporal de hasta 230% al hacer sus ejercicios rutinarios en contraste a lo que consumían antes de iniciarse en el método cetogénico.

Molestias gástricas: durante el inicio de la dieta cetogénica es probable que experimente dos fenómenos extremos: o estreñimiento que te hace pasar un buen rato tratando de evacuar, o heces flojas que te hacen salir corriendo cada vez que sientes retorcijones estomacales. Esto se debe a una ausencia de fibra en la dieta y a un exceso de grasas. Procura planificar tus comidas de modo que incluyas alimentos bajos en carbohidratos y ricos en fibras y monitorea tu ingesta de grasas de forma tal que si observas excretas flojas y aceitosas, procedas a reducir la ingesta de grasas. De esta manera se corregirán ambos inconvenientes y lograras el equilibrio en tu organismo sin salir del estado de cetosis tan conveniente a tu salud.

En el capítulo final de este libro encontraras recetas sanas y 100% cetogénicas que te permitirán incluir fibras, grasas y proteínas de forma deliciosa y balanceada para ayudarte a planificar fácil y rápidamente la compra de ingredientes básicos y la preparación de las comidas que integrarán tu menú cetogénico

Alteración del sueño: muchas personas reportan que al inicio sufren algunos trastornos de sueño: o bien presentan insomnio y pasan horas y horas dando vueltas en la cama tratando de pescar el sueño sin conseguirlo, o bien son presa de la somnolencia y no hay despertador que los levante por la mañana, se vuelven unos dormilones profesionales. Esto es normal sobre todo durante las dos primeras semanas de iniciar en el método de alimentación cetogénico. La ausencia de carbohidratos provoca este tipo de alteraciones en los ciclos de sueño. Superadas las dos semanas, muchos cetopracticantes reportan que ya pueden descansar de manera habitual, recuperando el ritmo normal de sueño sin carencias y sin excesos.

CAPÍTULO 6:
¿Alcancé ya la cetosis?

El punto central para alcanzar y mantenerse en estado de cetosis es mantener tan bajo tu nivel de azúcar en la sangre que tu cuerpo se vea obligado a generar cetonas para compensar la ausencia de glucosa. La única manera de lograr esto es limitando casi en su totalidad la ingesta de carbohidratos. Seguro estarás preguntando ¿Entonces no puedo comer ningún carbohidrato nunca más? Y en caso de que si pueda comerlos ¿Cuánto es lo mínimo de carbohidratos que puedo comer para mantenerme en cetosis? La respuesta depende de tus necesidades personales. El nivel de azúcar en tu sangre se eleva de acuerdo a la carga glucémica (de glucosa) que tengan los alimentos que comas. El índice glucémico es básicamente la cantidad y la velocidad con la que los carbohidratos ingresan a tu sangre y cuánto tiempo permanecen allí.

Si ingieres alimentos que tengan carbohidratos de rápida liberación o de mucho contenido en carbohidratos, el azúcar en nuestra sangre se eleva de inmediato y de forma vertiginosa, además se mantienen circulando durante un tiempo mayor. En la medida en que haya más vaivenes (suidas y bajadas) de azúcar en tu sangre, menos posibilidades de que entres en cetosis y permanezcas en ella hay. Esto quiere decir que podemos comer un alimento cocido algo dulce (depende también de con qué sustancia lo endulzas) o comer un pequeño carbohidrato complejo de liberación lenta y permanecer en cetosis. El nivel de azúcar en la sangre y la reacción química de los alimentos en el cuerpo varía según cada persona. Los organismos son diferentes y también los carbohidratos son distintos entre sí. Por ejemplo, la fibra dietética es considerada un carbohidrato y a pesar de esto, no genera los picos de azúcar en sangre que producen otros carbohidratos como los almidones (papa, batata). Esto sucede debido a que la fibra dietética no se digiere. También existe el llamado almidón resistente, que no provocan picos de azúcar en sangre. En el caso de los almidones resistentes, solo la mitad de ellos se convertirá en glucosa. Este es el caso del arroz para hacer la preparación japonesa del Sushi, que es sometido a un proceso de cocción y enfriamiento que no produce elevación del azúcar en la sangre y no afecta la buena salud. Esta es la razón por la que se debe identificar bien qué alimentos son ricos en almidones (y qué tipo de almidones) y cuales son ricos en fibra. A este proceso de identificación de hidratos de carbono se le denomina cálculo de carbohidratos netos y es fundamental realizarlo a fin de mantener el estado de cetosis y de salud.

Es importante recordar que tu cuerpo también puede producir glucosa a partir de las proteínas, este fenómeno se llama glicación avanzada y es un proceso mediante el cual el organismo puede obtener hasta 200 gramos de glucosa diaria partiendo de una base proteica extra. Es decir que si se consume proteína de más, en lugar de generar cetonas, se genera glucosa, que es precisamente todo lo contrario a los que se busca en la dieta cetogénica. Este es el motivo por el cual muchas personas cetopracticantes consumen bajos niveles de carbohidratos y moderados niveles de proteína. La velocidad y el mantenimiento en estado de cetosis dependerá de todos estos factores que te hemos descrito aunados a la respuesta particular y única de tu organismo a la insulina. En términos generales, si consumes como tope 65 gramos de carbohidratos al día, deberías entrar en estado de cetosis, sin embargo todo dependerá de la respuesta de tu cuerpo, puedes entrar antes o después. Hay varias maneras de medir si se ha entrado en cetosis, como ya se dijo antes, con prueba en sangre, con tiras reactivas cetogénicas, o con los indicadores corporales.

CAPÍTULO 7:
Entendiendo la cetosis ¿Es siempre buena para la salud?

La cetosis es beneficiosa para la salud, sin embargo hay condiciones preexistentes, patologías previas que impiden llevar a cabo una dieta cetogénica debido a que afectarían la condición del paciente. Es sumamente importante que consultes con un especialista medico antes de iniciar un régimen alimentario tan severo como el cetogénico, y más aún si tienes algún padecimiento crónico de salud o tomas algún medicamento específico de por vida.

Hay algunos padecimientos y/o condiciones que son especialmente delicados y en los que no se recomienda iniciar el método cetogénico:

Ausencia de vesícula biliar: si has sufrido la extirpación de tu vesícula biliar, no es recomendable la dieta cetogénica, debido a que para practicarla debes consumir grandes cantidades de grasa y la vesícula produce la bilis que es la sustancia que ayuda a procesar las grasas. Iniciar el método cetogénico sin tener vesícula biliar puede ocasionar constantes y molestas diarreas.

Problemas con el páncreas: si tienes algún padecimiento pancreático no es recomendable iniciar la dieta cetogénica ya que este órgano es el responsable de la producción de insulina, y produce células para digerir grasas y proteínas. Sin embargo, algunas personas con problemas pancreáticos han tolerado bien la dieta cetogénica, sería cuestión de ir probando gradualmente, con monitoreo médico.

Afecciones del riñón: si tienes un bajo desempeño en el funcionamiento de uno o de tus dos riñones, entonces no te recomendamos iniciar la dieta cetogénica. Metabolizar proteínas puede poner en riesgo el adecuado desempeño renal y en la dieta cetogénica el consumo de proteínas es significativo.

Si estás embarazada o lactando: cuando amamantas o estás embarazada, el cuerpo requiere muchísimas calorías pues los procesos orgánicos que se llevan a cabo en tu cuerpo son extraordinarios. Una baja ingesta de glucosa puede afectar el desempeño de tu organismo o afectar al bebé en formación así que no lo recomiendo.

Si padeces alguna enfermedad o eres un adulto(a) mayor: si tu estado de salud actual no es óptimo, te recomiendo recuperarte primero antes de iniciarte en un cambio brusco de alimentación como lo es el método cetogénico. De igual forma, si nunca has probado con el método cetogénico y ya tienes una edad avanzada, es recomendable ir probando gradualmente y no de una manera violenta, el método cetogénico, recuerda que ya tu organismo está adaptada a una alimentación con

carbohidratos y quitárselos de un golpe podría
traer complicaciones y gran estrés a tu organismo.

CAPÍTULO 8:
Conozco la dieta Paleo ¿Acaso es lo mismo que la dieta ceto?

Estudiemos en qué consiste cada una de estas dietas por separado para comprobar sus diferencias:

En la dieta **cetogénica**, el objetivo es que tu cuerpo extraiga su energía de las grasas que consumes a diario y de las grasas que tienes acumuladas en tu cuerpo. No se consumen carbohidratos porque estos generan glucosa y la idea es mantener muy bajitos los niveles de glucosa. Paradójicamente, para quemar grasas corporales y entrar al estado de cetosis que lo va a hacer posible, es necesario ingerir un alto porcentaje de grasas. Solo que no es cualquier tipo de grasas, sino grasas saludables. Del 60 al 80% de la energía de tu cuerpo a diario debe provenir de las grasas saludables, el otro 220% deriva de las proteínas y una minúscula porción corresponde a algún minúsculo bocado de carbohidrato que ocasionalmente puedas consumir.

¿Cuáles son los alimentos recomendados al realizar una dieta ceto?

Carne (Res, ave, marisco, crustáceo, cordero, cerdo, pescado), tofu o queso de soya, huevos, aceites vegetales comestibles, frutos secos con alto contenido graso y bajo nivel de carbohidratos (nueces, almendras, avellanas), aguacate, verduras de raíz con bajo nivel de carbohidratos.

¿En qué consiste la dieta Paleo?

La Paleo no se considera una dieta sino un estilo de alimentación. A realizar una dieta paleo puedes comer básicamente estos alimentos:

Carnes blancas y rojas, huevos, vegetales varios, nueces varias, aceites vegetales solo de coco y oliva.

Qué elegir: ¿Ceto o Paleo?

Ambos métodos tienen bastante parecido. Ambos promueven el consumo de alimentos que no sean industrializados. Incentivan el consumo de grasas saludables y abogan por la reducción de la ingesta de carbohidratos. Ambas generan pérdida de peso, siempre y cuando se sigan al pie de la letra y por un plazo importante de tiempo.

Pero es importante también resaltar la diferencia entre ambos métodos. El método paleo no admite consumo de productos lácteos, la dieta cetogénica sí. En el método paleo se pueden consumir alimentos ricos en carbohidratos siempre y cuando no estén procesados ni refinados, en la dieta cetogénica no se admite el consumo de alimentos ricos en carbohidratos, ni naturales ni procesados.

Ambos métodos traen beneficios a la salud. La elección final es de cada persona según sus gustos, tolerancias, y afinidades.

CAPÍTULO 9:
Tipos de dieta cetogénicas

Existe la dieta cetogénica clásica y también variaciones de la misma. Para que tengas bien claro el panorama y elijas la que más se ajuste a tu personalidad y ritmo de vida te las detallaré todas a continuación:

Dieta cetogénica clásica: es el método original,te ofrece excelentes resultados pero es bastante estricta. Todas las porciones deben ser rigurosamente medidas y pesadas, no se permite la estimación de cantidades. La distribución de las calorías es calculada de la siguiente forma: 8590% grasas saludables, 68% proteínas, 24% carbohidratos.

Dieta Atkins con modificación: te permite ingerir proteínas de manera ilimitada y grasas. E un poco más relajada en canto a las estimaciones de las porciones y las medidas. La distribución de las calorías es calculada de la siguiente forma: 6070% corresponden a grasas saludables de cadena larga, 2030% corresponden a proteínas, 5% corresponden a carbohidratos.

Dieta con Bajo Índice glucémico: restringe el consumo de carbohidratos que deben ser solamente de índice glucémico bajo, pero permite ingerirlos en mayor cantidad durante el día. La distribución de las calorías es calculada de la siguiente forma: 6070% corresponden a grasas saludables, 2030% corresponden a proteínas, 10 % corresponden a carbohidratos de bajo índice glucémico.

Dieta MCT (Triglicéridos de Cadena Media): Las grasas que se consumen deben ser solo de cadena media (ácido decanoico/octanoico) , ya que éstas producen mayor cantidad de cetonas por unidad energética en comparación con los de cadena larga . En esta modalidad de la dieta cetogénica se permite la ingesta de mayor cantidad de carbohidratos y de proteínas. La distribución de las calorías es calculada de la siguiente forma: 71% corresponden a grasas saludables de cadena media, 10% corresponden a proteínas, 19 % corresponden a carbohidratos (preferiblemente complejos).

La dieta ceto de ciclo o dieta a prueba de balas: En esta modalidad está permitido comer comer alimentos con elevado contenido de grasas y bajo contenido de hidratos de carbono. Cada día un máximo de 50 gramos de carbohidratos, solo que al séptimo día se hace una concesión en la que se pueden comer 150 gramos de carbohidratos, a fin de reabastecer la reserva de carbohidratos. Este régimen es especial para aquellas personas que en verdad les afecta demasiado la ausencia prolongada de carbohidratos en su desempeño semanal, o quienes a causa de la dieta ceto, han empezado a presentar sequedad de los ojos, cansancio, o alguna irregularidad en la glándula tiroides.

Dieta Ceto de Objetivo: especial para deportistas, ya que permite la ingesta de carbohidratos extras justo antes de realizar actividades físicas de impacto. El objetivo es tener energía extra para mejorar el desempeño deportivo.

Dieta ceto sucia: es bastante similar a la dieta ceto clásica, el detalle es que los nutrientes consumidos no necesariamente deben ser naturales y sin procesar. La distribución de las calorías es calculada de igual forma que la clásica: 8590% grasas saludables, 68% proteínas, 24% carbohidratos.

Preguntas frecuentes

1- **¿Y qué pasa si me provocan los carbohidratos?** Ya hemos explicado que llevar una vida consumiendo altas cantidades de carbohidratos genera la misma dependencia que se genera al consumir una droga. Es por esta razón que habrá momentos en los que la ansiedad por comer carbohidratos puede llegar a desesperarte. A continuación te dejamos algunas recomendaciones sobre qué hacer ante una crisis de emergencia por ansiedad.

2- **Usa edulcorantes**: Son una herramienta útil para utilizar cuando la ansiedad por comer carbohidratos te esté volviendo loco. Emplea poca cantidad y no con demasiada frecuencia para que poco a poco vayas rompiendo las ataduras que te esclavizan al consumo de carbohidratos.

3- **Regálate un extra de proteínas**: Con mucha frecuencia, el antojo por carbohidratos es una señal de que hay hambre. Prepárate un bocadillo de proteínas y si la causa del antojo es hambre, seguro se controlará.

4- **Reverdece tu plato**: si con el extra de proteínas no cesa la ansiedad, prepárate una buena ensalada de hojas, quizás lo que esté pidiendo tu cuerpo son otros nutrientes presentes en los vegetales.

5- **Toma agua:** si las proteínas no te calman y tampoco lo hacen las ensaladas, entonces la causa podría ser sed. Si no estás acostumbrado a beber agua o solías consumir solo bebidas con azúcar, es probable que te cueste distinguir entre las señales del hambre y las de la sed. Tu cuerpo accionará señales de hambre para indicarte que necesita hidratarse. Rehidratarte con un par de vasos de agua ingeridos con lentitud puede aplacar el antojo.

6- **Da un paseo:** salir a despejar tu mene y moverte un poco puede hacer que te bajeen los niveles de ansiedad, sin embargo que te premies al llegar con una pequeña merienda ceto para compensar las energías perdidas.

7- **Medita:** Tu cuerpo te tiende trampas y hace trucos para obligarte a darle lo que él quiere.

Está claro que si no consumes carbohidratos no morirás. Estas alimentándote bien y con los insumos que necesitas para vivir. Esta crisis es el cuerpo resistiéndose a un cambio que tu decidiste hacer porque es más saludable. La meditación permite comunicarte con lo profundo de tu ser. Una meditación dirigida puede permitirte aprender a manejar mejor tus apetencias y a no permitir que ellas sean las que te manejen a ti.

¿Qué alimentos debo evitar cuando hago dieta cetogénica?

- **Alimentos con azúcar:** el azúcar es considerada una droga dura con niveles adictivos tan potentes como la mismísima cocaína y lo peor es que es de bajo costo y de fácil acceso porque está presente en casi todos los productos industrializados (incluso en los salados). Muy dañina para el organismo en su totalidad y presente en: refrescos, aguas saborizadas, merengadas, batidos, helados, dulces de pastelería. Recuerda que las industrias disfrazan las azúcares de los productos con nombres diferentes para que tú creas que no tienen azúcar. En capítulos anteriores se mencionó un listado con los nombres con los que se disfraza el azúcar en los productos industrializados. Incluso productos "dietéticos " y "saludables" llevan cantidades de azúcar y no colocan esta información en las etiquetas.

- **Granos y cereales** trigo y productor elaborados a partir del trigo, arroz y productos derivados del arroz, avena y productos derivados, maíz y productos derivados, cebada, y derivados, centeno, amaranto.
- **Tubérculos con almidón**: papas, batatas (boniatos), guisantes (petitpoits) frijoles.
- **Aderezos y salsas:** porque en su mayoría son ricas en carbohidratos, grasas y azúcares.
- **Alcohol etílico:** todas las bebidas alcohólicas y licores tienen alto contenido de azúcares que pueden sacarte de inmediato del estado de cetosis. Si lo que quieres es bajar de peso y recuperar la salud, el licor no es tu aliado, tenlo presente.
- **Alimentos"Light":** muchos productos n el mercado prometen ser completamente libres de azúcares y grasas, sin embargo en un altísimo porcentaje esto no suele ser cierto, se esconden azúcares bajo nombres diferentes ara despistar a los confiados y crédulos consumidores.
- **Leche animal:** es demasiado rica en carbohidratos, azúcares y grasas. Sustituir por leches vegetales perfectas para la dietas ceto: leche de coco, leche de almendras, leche de nuez.
- **Frutas tropicales:** tienen elevados niveles de azúcares. Menos recomendables aún son las frutas enlatadas.
- **Grasas poco saludables:** margarinas, aceite de girasol, de colza, de semilla de algodón, de

soja, de semilla de uva. La mayoría de estas grasas son procesadas genéticamente.

¿Qué debo evitar al hacer una dieta cetogénica?

- **Ignorar los carbohidratos secretos**: muchos alimentos contienen carbohidratos y las etiquetas no lo dicen. Salsas comerciales, kétchup, mayonesas, mostazas, soya, inglesa.

- **No tomar agua suficiente:** cuando se sigue una dieta como la cetogénica, el cuerpo pide mucha agua. La cantidad aconsejable es mínimo 1 litro diario.

- **Iniciar la dieta sin un plan:** cada vez que planees iniciar un cambio en tu régimen alimenticio debes planificar cuánto peso quieres perder, en cuanto tiempo estimas hacerlo, el tiempo que dedicarás a hacer ejercicio, qué comidas realizaras y verificar si cuentas con todos los insumos en tu alacena para llevarla a buen término durante el tiempo que has planeado.

- **Obsesionarse con el peso:** ve apegándote a las instrucciones de la dieta cetogénica pero evita estar midiéndote y pesándote a cada momento. Recuerda que cada cuerpo es diferente y por tanto los tiempos y la velocidad para perder peso son distintos en cada caso. Trázate una meta mensual y acompaña tu cambio de alimentación con una rutina diaria de ejercicios de mínimo 1 hora. Si al pesarte observas que no has alcanzado completamente tu objetivo, examina qué te ha faltado hacer, y si has cumplido todo al pie de la letra, no desmayes, dale tiempo a tu cuerpo que de un momento a otro inicia la pérdida de peso a la velocidad que deseas. Algo muy importante una vez alcanzado el peso que te propusiste como meta, mantén la misma alimentación ya que de lo contrario perderás todo el esfuerzo y el aumento de peso será aún mayor debido al famoso y temido efecto rebote.

- **No respetar los horarios de sueño:** establece un horario fijo para ir a dormir. De ser posible coloca una alarma que te avise que ya es hora de ir a la cama. Cuando no duermes lo suficiente sueles estar más ansioso durante el día y esto te impulsa a comer más de lo realmente necesitas. Descansa las horas reglamentarias en un horario fijo y verás cómo tu apetito estará bajo control sin ataques descontrolados de ansiedad que pongan en riesgo la disciplina que debes tener para seguir tu dieta cetogénica.

CAPÍTULO 10:
Recetas Cetogénicas

Este es el momento de poner en práctica toda la teoría que has visto en los capítulos anteriores y de implementar los buenos hábitos que complementan el estilo de alimentación cetogénica. Ahora debes planificar y estructurar un menú de comidas para realizarlas al pie durante los primeros 30 días. Se estima que para adquirir un hábito debes mantener la actividad durante un mes sin desmayar para que el cerebro asimile el nuevo cambio y se adapte a él. El método cetogénico parece más difícil que las otras dietas, sin embargo tiene sus ventajas. No te sentirás esclavo de cantidades, horarios y conteo de calorías. Al seguir el estilo cetogénico solo debes estar pendiente de las directrices (grasas 75%, proteínas 25% y carbohidratos 5%) que te permitan mantener tu organismo en estado de cetosis, eso es todo. Lo único que debes tener a mano es un conjunto de recetas ceto para armar tu menú, abastecer tu alacena con los ingredientes necesarios para realizar las preparaciones que te agraden y listo. No importa la receta que selecciones, mientras te permita continuar en estado ceto.

Preparaciones con elevado nivel de grasas

Uno de los aspectos fundamentales a cuidar en la dieta cetogénica es incluir muchas grasas saludables en la alimentación. Sin embargo, masticar o beber grasas en estado puro, es bastante desagradable al paladar y puede resultar indigesto para los intestinos debido a la lentitud con la que el organismo digiere los lípidos (componentes grasos de las comidas). Ante este panorama, es recomendable incluir en el menú, alimentos ricos en fibra y en proteínas, de esta forma se genera en tu organismo la sensación de saciedad y equilibrio. En importante que no pierdas de vista que por cada gramo de proteína hay cuatro calorías, y por cada gramo de fibra hay cero calorías. Entonces, la composición de tus comidas debe aproximarse lo más posible a esto: 1 gramo de grasa1 gramo de fibra 1 gramo de proteína. Sin embargo, es recomendable que al menos dos de tus comidas del día, sean abundantes en grasas saludables.

A continuación, te dejo algunas recetas que se ajustan al método ceto y cuya ingesta te permitirán mantener tus niveles de cetosis intactos.

1. Rollos de Cerdo con ciruelas

Esta receta da para 8 porciones, requiere aproximadamente 5 minutos para su elaboración y la cocción puede llevar hasta 1 hora.

Ingredientes:

- 1 kilo de tocineta (panceta) de cerdo en tiras.
- 4 ciruelas grandes maduras picadas en trozos medianos.
- 1 taza de caldo de carne o pollo
- Sal al gusto
- Pimienta al gusto
- Canela al gusto

Preparación:

1- Toma las tiras de tocineta de cerdo y enróllalas formando espirales de un tamaño que quepa en la palma de tu mano. Sujeta el rollo con un palillo de madera para fijarlo.

2- Lleva los trozos de ciruela a la licuadora (sin la semilla) y añade la taza de caldo junto con las especias y licúa para hacer una salsa. Corrige de sal de ser necesario.

3- Coloca los rollos de tocineta en un caldero y baña con la salsa.

4- Tapa y cocina a fuego lento durante 1 hora.

5- Sirve en un bello plato con el contorno cetogénico de tu referencia y disfruta tus **Rollos de Cerdo con ciruelas.**

2. Pastel de Carne y hongos (champiñones)

Esta receta da para 6 porciones, requiere aproximadamente 10 minutos para su elaboración y la cocción puede llevar hasta 5 hora.

Ingredientes:

- 1 kilo de carne molida (res, cerdo, carnero) de cerdo en tiras.
- 1/4 de kilo de hongos (Champiñones) frescos cortados en cubitos.
- 2 cebollas grandes picadas en cuadritos
- 2 huevos medianos y frescos.
- 2 cucharadas de pasta de tomate
- 4 cucharadas de agua tibia
- 4 dientes de ajos grandes, pelados y triturados
- 2 cucharas de mostaza
- Sal al gusto
- Pimienta al gusto
- Mezcla de hierbas italianas al gusto (orégano, romero, tomillo, hinojo, cebollín en polvo, perejil en polvo, salvia, laurel)

Preparación:

1- Mezcla la carne molida con la cebolla, ajo, hierbas, sal y pimienta.

2- Con mucho cuidado agrega los
champiñones, integrando poco a poco para
que no se desintegren.

3- Aparte, diluye la pasta de tomate
agregando las 4 cucharadas de agua tibia.
Añade a esta mezcla la sal, la mostaza y la
pimienta. Rectifica el sabor.

4- Coloca la mezcla de la carne en un molde
alto y baña con la salsa de tomate.

5- 4Coloca los rollos de tocineta en un caldero
y baña con la salsa.

6- Hornea a 200 grados C° durante 1 hora 20
minutos.

7- Saca del horno, sirve en un bello plato y
disfruta tu Pastel de Carne y hongos
(champiñones) con el contorno cetogénico
de tu preferencia.

3. Pollo entre coles y hongos

Esta receta da para 6 porciones, requiere
aproximadamente 15 minutos para su elaboración
y la cocción puede llevar hasta 1 hora.

Ingredientes:

• 1/2 kilo de piernas de pollo sin hueso,
picadas.
• 1/2 kilo de coles de Bruselas frescas y
cortadas en mitad.

- 1/2 kilo de hongos (champiñones) frescos y lavados
- 1 cebolla grande picadas en cuadritos
- 1 taza y media de leche orgánica o vegetal.
- 1 taza de crema de leche
- 3 dientes de ajo grandes, pelados y triturados
- Sal al gusto
- Pimienta al gusto

Preparación:

1- Pincha los muslos con un tenedor para que los condimentos penetren la carne y le den sabor. Frota el pollo con la pasta de ajo triturado y la sal. Deja marinar unos minutos.

2- Haz una leche condimentada mezclando la leche con la crema de leche, la sal, la pimienta y la cebolla. Rectifica el sabor.

3- Coloca en un molde previamente engrasado los muslos de pollo, junto con los hongos y las coles de Bruselas cortadas.

4- Baña el pollo y los vegetales y baña con la leche condimentada.

5- Hornea a 200 grados C° durante 1 hora 20 minutos.

6- Saca del horno, sirve en un bello plato y disfruta tu Pollo entre coles y hongos.

4. Helado de coco y leche

Esta receta da para 5 porciones, requiere aproximadamente 5 minutos para su elaboración y no requiere de cocción alguna.

Ingredientes:

- 1/2 litro de leche de Coco (ver receta de leche de coco)
- 7 cucharadas de cacao pulverizado
- Edulcorante al gusto

Preparación:

1- Llevar la leche de coco recién preparada al refrigerador. Deja reposar una hora y retira la capa grasa que está en la superficie del envase. Reserva el líquido para usarlo en cualquier otra preparación.

2- Remueve bien la grasa del coco y añade el cacao pulverizado y suficiente edulcorante. (recuerda que al congelar la preparación pierde dulzor por lo que hay que añadirle un poco más de edulcorante de lo regular).

3- Lleva al congelador y refrigera por cuatro horas.

4- Saca del congelador, revuelve bien, sirve y disfruta tu helado cremoso de coco.

5. Delicia de Nachos

Esta receta da para 10 porciones, requiere aproximadamente 20 minutos para su elaboración y la cocción puede llevar hasta 30 (baño de María).

Ingredientes:

- 1/2 kilo de quesos mixtos (para fundir)
- 2 tazas de leche líquida
- 1 cebollín grueso picado en cuadritos
- 3 calabacines gruesos y grandes.
- 1 taza de yogurt natural cucharadas de jugo de limón
- Mix de especias pulverizadas (cebolla, eneldo, ajo)
- Sal al gusto
- Pimienta al gusto

Preparación:

Para el aderezo de yogurt

1- Coloca 1 taza de yogurt natural firme en un bol y tritura bien con un tenedor y añade dos cucharadas de jugo de limón, añade el mix de especias especias al gusto: cebolla en polvo, eneldo en polvo, ajo en polvo, pimienta molida. Añade sal al gusto y revuelve bien. Reserva en el refrigerador.

Para los Nachos

1- Lava bien los calabacines y sécalos con una toalla.

2- Pasa cada calabacín por una mandolina para obtener rodajas finas y uniformes. Ve colocando las rodajas en una toalla de papel absorbente para restar humedad.

3- Rocía las rodajas de calabacín (sin humedad) con aderezo de yogurt

4- Coloca las rodajas sobre una bandeja engrasada o con papel antiadherente.

5- Hornea a 200 °C por hasta que los calabacines se vean tostaditos y crujientes (de 10 15 minutos)

Para la salsa de queso

1- Pon a calentar la leche en una olla a fuego medio hasta que empiece hervir. Cuida de que el fuego sea de medio para que no se te queme. Una vez hirviendo, coloca a fuego bajo.

2- Ralla los quesos y añádelos poco a poco a la leche revolviendo con una cuchara.

3- Añade las especias, la sal a la preparación y continúa revolviendo a fuego bajo.

4- Cuando los quesos estén derretidos retira del fuego y al entibiar agrega el cebollín y el pimentón picaditos.

5- Saca tus Nachos del horno, sirve en un bello recipiente junto con la salsa de queso. Puedes rociarlos si es de tu gusto. Disfruta en grande tu Delicia de Nachos, solitos o con salsa.

6. Huevos Esmeralda

Esta receta da para 5 porciones, requiere aproximadamente 10 minutos para su elaboración y la cocción puede llevar hasta 35 minutos.

Ingredientes:

- 2 aguacates (paltas) madurados picaditos en cuadritos
- 5 huevos medianos
- 100 gramos de queso en cubitos
- 1 cucharada de jugo de limón
- ½ taza de pimientos rojos y amarillos picados en cuadritos.
- aceite
- Sal al gusto
- Pimienta al gusto

Preparación:

1- Rompe los huevos y échalos un a uno en un bol. Revuelve con un batidor o con tenedor y añade la sal la pimienta al gusto e intégralos bien a la mezcla.

2- Pon a calentar a fuego medio un sartén con un poco de aceite y echa los huevos batidos sin dejar de revolver.

3- Cocina los huevos hasta que estén dorados
y con poca humedad.

4- Mezcla el aguacate con el queso y los
pimientos, añade limón, sal y pimienta al
gusto. Integra a la mezcla los huevos los
huevos revueltos

5- Sirve en un bello plato y disfruta tus
Huevos Esmeralda.

7. Cazuela Ceto

Esta receta da para 10 porciones, requiere
aproximadamente 15 minutos para su elaboración
y la cocción puede llevar hasta 45 minutos.

Ingredientes:

- 10 salchichas Viena (preferiblemente de
carne de cerdo)
- 10 chorizos (preferiblemente de carne de
cerdo)
- 10 salchichas Frankfurt (preferiblemente
de carne de cerdo)
- 3 pimientos rojos picaditos
- 2 pimientos verdes picaditos
- 2 cebollas medianas.
- 2 zanahorias medianas
- 3 tallos de celery o apio España
- Caldo de carne o pollo
- Sal al gusto
- Pimienta al gusto

Preparación:

1- Corta las salchichas en rodajas de 1 centímetro de ancho.

2- Corta todos los vegetales en cuadritos pequeños de revolver.

3- Añade todos los ingredientes en una olla (si es de barro mejor) cubre con caldo de carne o pollo hirviendo.

4- Tapa y cocina por 4550 minutos

5- Sirve en un bello plato y disfruta de tu Cazuela Ceto.

Preparaciones con alto contenido de fibra

La fibra es aquella parte de los alimentos vegetales que no es digerida por el organismo y cumple una función de saciedad y limpieza del intestino, ya que, así como entra, sale. En las dieta cetogénicas es indispensable ingerir alimentos ricos en fibra ya que equilibran la alimentación, ayudan a mantener el apetito bajo control y no aportan ninguna caloría. Los alimentos ricos en fibra deben estar muy presentes en al menos dos de la comidas principales de tu dieta ceto cada día.

8. Enrollados de lechuga

Esta receta da para 4 porciones, requiere aproximadamente 15 minutos para su elaboración no requiere de cocción.

Ingredientes:

- 1 lechuga de hojas grandes
- 2 zanahorias grandes
- 2 pepinos grandes
- 1 cebolla morada mediana
- 2 tallos de apio España o célery
- Aderezo ceto al gusto

Preparación:

1- Lava, pela y corta las zanahorias en palitos.

2- Lava, pela y corta el célery en palitos.

3- Lava, pela, retira las semillas y corta los pepinos en palitos.

4- Pela, y corta las cebollas en rodajitas.

5- Saca las hojas de la lechuga, desinféctalas remojando en agua con un chorrito vinagre por 5 minutos, escurre, seca con una pañito limpio cada hoja.

6- Coloca cada hoja sobre un plato, rellena con palitos de célery, zanahoria, pepino, y rodajas de cebolla, añade tu aderezo ceto preferido y enrolla como si se tratara de una tortilla.

7- Repite el procedimiento, coloca cada rollito sobre una bandeja y disfruta de tus deliciosos enrollados de lechuga.

9. Ensalada fresca de repollo (col)

Esta receta da para 6 porciones, requiere aproximadamente 15 minutos para su elaboración no requiere de cocción.

Ingredientes:

- 1 repollo entero de buen tamaño
- 2 zanahorias grandes
- 1 cebolla mediana
- Mayonesa al gusto
- Sal al gusto

Preparación:

1- Pica el repollo en cuadritos y ponlos en remojo en agua con un chorrito de vinagre para desinfectar durante 5 minutos. Escurre con un colador.

2- Lava, pela y ralla las zanahorias por el lado mediano del rallador.

3- Pela y ralla la cebolla por el lado más fino del rallador.

4- Mezcla la mayonesa, un chorrito de limón y sal al gusto.

5- Mezcla el repollo y la zanahoria en un bol y añade el aderezo. Integra.

6- Sirve y disfruta de tu Ensalada fresca de repollo (col).

10. Repollo (col) en hierba

Esta receta da para 5 porciones, requiere aproximadamente 10 minutos, requiere un tiempo de 15 minutos.

Ingredientes:

- 1 repollo (col) rizado picado
- Hojas de laurel al gusto
- 1 cebolla mediana picada
- Vinagre balsámico al gusto
- 1 cucharada de aceite vegetal comestible
- 1 cucharada de ajo pelado y triturado
- 2 tazas de caldo de verduras
- Sal al gusto

Preparación:

1- Sofrie la cebolla picada en una olla con un poco de aceite a fuego medio hasta que se doren.

2- Añade el resto de los ingredientes y cocina tapado. Deja hervir por 15 minutos.

3- Sirve en un bonito plato y disfruta tu Repollo en hierba.

11. Colecitas de Bruselas al jamón

Esta receta da para 6 porciones, requiere aproximadamente 10 minutos, requiere un tiempo de 45 minutos.

Ingredientes:

- 1 kilo y medio de colecitas Bruselas lavadas y limpias
- Media taza de jamón cocido picado en cubitos.
- 2 cucharadas soperas de jugo de limón
- 3 dientes de ajo pelado y triturado
- Sal al gusto
- Pimienta al gusto

Preparación:

1- Mezcla todos los ingredientes y coloca en una fuente.

2- Hornea tapado durante 1 horaa 190 °C.

3- Sirve en un plato y disfruta tus Colecitas de Bruselas al jamón

12. Crema fina de Brocoli

Esta receta da para 6 porciones, requiere aproximadamente 5 minutos, requiere un tiempo de 1 hora 20 minutos.

Ingredientes:

- 1 kilo y medio de brócoli picado
- 2 tazas de cebolla blanca picada en cuadritos.
- 4 tazas de caldo concentrado de carne o pollo.
- 1 taza de agua a temperatura ambiente

- 150 gramos de hojas de cilantro fresco y picadito.
- 2 cucharadas de jugo de limón
- 3 hojas de laurel
- Crema agria al gusto
- Sal al gusto
- Pimienta al gusto

Preparación:

1- Mezcla todos los ingredientes en una olla profunda y colócale la tapa.

2- Cocina a fuego medio tapado durante 1 hora y 20 minutos o hasta que el líquido reduzca a la mitad.

3- Lleva al procesador y licúa hasta obtener una crema. Si la deseas espesa, añade poco caldo, si te gusta más fluida añade más caldo.

4- Sirve en un plato hondo y rocía un poco de crema agria por encima. Disfruta tu **Crema fina de Brócoli.**

13. Cordero Popeye

Esta receta da para 6 porciones, requiere aproximadamente 15 minutos, requiere un tiempo de 2 horas.

Ingredientes:

- 1 kilo y medio de cordero picado en cuadritos

- 2 tazas de cebolla moradas picadas en juliana (rodajas).
- 2 cucharadas de manteca de cerdo
- Pasta de curry (aliñada con especias paprika, cilantro, cúrcuma, comino, hinojo, pimienta negra)
- 1 taza de yogurt natural.
- 2 tazas de hojas de espinacas lavadas y sin tallo
- 2 tazas de caldo de carne
- Sal al gusto
- Pimienta al gusto

Preparación:

1- Mezcla todos los ingredientes en una olla profunda y colócale la tapa.

2- Cocina a fuego medio tapado durante 2 horas o hasta que el cordero esté blando.

3- Sirve en bonito un plato y disfruta tu **Cordero Popeye.**

14. Verduras estofadas

Esta receta da para 6 porciones, requiere aproximadamente 30 minutos, requiere un tiempo de 2 horas.

Ingredientes:

- 2 tazas de zanahorias picada
- 3 tazas de calabaza picada (auyama)
- 2 cebollas blancas grandes

- 8 dientes de ajo pelado y triturado
- Mezcla de hierbas Provenza (tomillo, mejorana, orégano, romero, albahaca, hinojo, estragón, laurel, lavanda)
- 1 pimentón rojo picado
- 1 taza de caldo de carne o de ave
- Sal al gusto
- Pimienta al gusto

Preparación:

1- Mezcla todos los ingredientes en una olla profunda y colócale la tapa.

2- Cocina a fuego medio durante 2 horas.

3- Sirve en bonito un plato y disfruta tus **Verduras estofadas.**

15. Col fresca encebollada

Esta receta da para 5 porciones, requiere aproximadamente 10 minutos, no requiere cocción.

Ingredientes:

- 2 cebollas blancas grandes
- 1 cebolla morada
- 1 repollo grande
- 1 lechuga

Preparación:

1- Pica en julianas las cebollas

2- Pica en tiritas el repollo y la lechuga, sumerge en un poco de agua con vinagre para desinfectar por 5 minutos.

3- Escurre lechuga y repollo y pasa por una toalla absorbente para retirar el exceso de humedad.

4- Mezcla todos los ingredientes y adereza con una salsa ceto de tu preferencia

5- Sirve en bonito un plato y disfruta tus **Col fresca encebollada.**

Proteínas repotenciadas

A veces sucede que cuando haces dieta cetogénica te enfocas en consumir abundante grasa y descuidas la ingesta de proteínas. Si notas que tu cuerpo empieza a perder fuerza y masa muscular debes aumentar tu consumo de proteína para compensar esta pérdida y recuperar los tejidos. 40 gramos de proteína al día es lo ideal cuando haces dieta cetogénica. Puedes reforzar tu consumo de proteínas agregando alimentos que aporten un extra de 10 gramos adicionales. A continuación algunos ejemplos de recetas complementarias para incrementar el nivel de proteínas.

16. Tocino verde

Esta receta da para 5 porciones, requiere aproximadamente 10 minutos, no requiere cocción.

Ingredientes:

- 2 cebollas blancas grandes
- 1 cebolla morada
- 1 repollo grande
- 1 lechuga

Preparación:

1- Pica en julianas las cebollas

2- Pica en tiritas el repollo y la lechuga, sumerge en un poco de agua con vinagre para desinfectar por 5 minutos.

3- Escurre lechuga y repollo y pasa por una toalla absorbente para retirar el exceso de humedad.

4- Mezcla todos los ingredientes y adereza con una salsa ceto de tu preferencia

5- Sirve en bonito un plato y disfruta tus **Col fresca encebollada.**

17. Fiesta de huevos cuajados

Esta receta da para 6 porciones, requiere aproximadamente 10 minutos, requiere un tiempo de cocción de 10 minutos.

Ingredientes:

- 10 huevos grandes
- 200 gramos de espinaca fresca
- 3 tomates medianos

* 100 gramos de hongos (champiñones)
* 2 cucharadas grandes de queso blanco rallado
* 1 cebollín picado
* Sal al gusto
* Pimienta al gusto

Preparación:

1- Pica los champiñones, las espinacas y los tomates en trocitos.

2- Aparte, bate los huevos en un bol y agrega la sal, la pimienta y el queso rallado.

3- En una sartén a fuego medio, coloca un poco de aceite y sofríe los vegetales.

4- Echa los huevos batidos sobre los vegetales sofritos y mezcla bien.

5- Tapa el sartén y baja el fuego.

6- Cocina durante 4 minutos a fuego bajo y verifica que el huevo esté completamente cocido.

7- Sirve en bonito un plato y disfruta tu **Fiesta de huevos cuajados.**

18. Tiras de pollo crocante

Esta receta da para 8 porciones, requiere aproximadamente 15 minutos para su preparación y 1 hora de cocción.

Ingredientes:

- 4 muslos de pollo deshuesados
- 1 taza de jugo de naranja
- 1 taza de cerveza
- 2 cucharadas de jugo de limón
- 2 cucharadas de aceite de oliva
- Mix de condimentos mexicanos para carnes (chile en polvo, ajo en polvo cebolla en polvo, pimiento rojo molido, paprika, comino molido, pimienta negra molida, corteza de limón amarillo en polvo)
- Sal al gusto

Preparación:

1- Pincha el pollo con un tenedor y rocía con el mix de condimentos mexicano hasta impregnarlo muy bien. Agrega sal al gusto. Deja marinar 10 minutos.

2- Coloca en una olla y añade el jugo de naranja y la cerveza.

3- Corrige de sal y pon a cocinar a fuego medio durante 45 minutos.

4- Escurre el pollo y desmenuza en tiritas.

5- Pon a freír en una sartén con aceite caliente hasta dorar.

6- Sirve en bonito un plato y disfruta tus Tiras de pollo crocante.

19. Pollo entomatado

Esta receta da para 8 porciones, requiere aproximadamente 30 minutos de preparación, requiere un tiempo de cocción de 4 horas

Ingredientes:

- 2 kilos de carne de res con hueso (cola o lagarto) pechugas de pollo sin piel cortadas en cubitos
- 2 pimentones rojos picados
- 2 pimentones verdes picados
- 2 tazas de tomate maduro picado.
- 1 cebolla blanca, grande picada.
- 2 dientes grandes de ajo, pelados y triturados
- 1 cucharadita de aceite de oliva
- 1 taza de caldo de pollo
- Sal al gusto
- Pimienta al gusto

Preparación:

1- Sofríe la cebolla y el ajo a fuego bajo en un poco de aceite.

2- Mezcla todos los ingredientes y el sofrito en una olla. Cocina a fuego medio tapado durante 1 hora o hasta que el líquido reduzca a la mitad.

3- Sirve en un bello plato y disfruta tu **Pollo entomatado.**

20. Lagarto estofado (Osso Bucco)

Esta receta da para 8 porciones, requiere aproximadamente 30 minutos para su preparación y 4 horas de cocción.

Ingredientes:

- 2 kilos de carne de res con hueso (también llamada lagarto)
- 2 cebollas blancas y grandes picadas
- 2 tallos de apio España (Célery)
- 3 tomates maduros picados
- ½ taza de vino tinto dulce
- 8 dientes de ajo pelados y triturados.
- 1 taza de hongos (champiñones)
- 1 cucharada de aceite vegetal comestible
- 1 cucharada de perejil picado
- 1 cucharada de jugo de limón
- 3 hojas de Laurel
- Sal al gusto
- 2 Tazas de caldo de carne
- Pimienta al gusto

Preparación:

1- Coloca una olla alta a fuego medio, añade el aceite y las cebollas. Sofríe las cebollas hasta que estén doraditas

2- Unta la carne con ajo y sal y ponla a sofreír en el aceite con las cebollas.

3- Añade el resto de los ingredientes

4- Cubre con caldo de carne y cocina tapado durante 4 horas.

5- Sirve en un bello plato y disfruta tu **Lagarto estofado (Osso Bucco)**

21. Pollo Thailandés

Esta receta da para 8 porciones, requiere aproximadamente 5 minutos de preparación, requiere un tiempo de cocción de 1 hora 30 minutos.

Ingredientes:

- 1 kilo de pechuga picada en cubitos
- 2 cebollas blancas, grandes picadas.
- 1 taza y media de leche de coco fresca
- 1/2 taza de hojitas de albahaca frescas
- 3 cucharadas de curry
- 4 dientes grandes de ajo pelado y triturado
- 2 cucharadas de jugo de limón
- 2 cucharadas grandes de salsa espesa de ostras
- Sal al gusto
- Picante (chile) al gusto

Preparación:

1- Mezcla todos los ingredientes en una olla. Cocina a fuego lento tapado durante 1 hora treinta minutos o hasta que el líquido reduzca a la mitad.

2- Sirve en un bello plato y disfruta tu **Pollo Thailandés**

22. Camarones tropicales

Esta receta da para 4 porciones, requiere aproximadamente 5 minutos de preparación, requiere un tiempo de cocción de 5 minutos

Ingredientes:

* 1kilo de camarones pelados y limpios
* 1 taza de crema de leche
* 1 cucharadita de ralladura de naranja
* canela al gusto
* Sal al gusto
* Pimienta al gusto

Preparación:

1- Licua la crema de leche con la ralladura de naranja, la sal, la pimienta y la canela.

2- Coloca una sartén con algo de aceite y saltea un poco. Agrega la crema de leche especiada y tapa por 5 minutos.

3- Sirve en un bello plato y disfruta tus ricos **Camarones tropicales**

Opciones para sustituir los carbohidratos

Los carbohidratos se encuentran en casi todos las verduras, sin embargo hay algunos con un contenido muy reducido de ellos, son las llamadas verduras de raíz, que también saben delicioso y cumplen perfectamente el requisito para entrar en una dieta cetogénica. Se pueden preparar como puré, asadas, al vapor o fritas como chips. Algunas verduras de raíz bajas en carbohidratos son las zanahorias, los nabos, remolacha, alcachofas, el apio, batatas, yuca, ñame.

23. Puré radical

Ingredientes:

- 1 kilo de la verdura de raíz que elijas
- Mantequilla al gusto
- Sal al gusto
- 3 tazas de agua

Preparación:

1- Lava, pela y pica en trozos medianos la verdura de raíz seleccionada

2- Pon a hervir el agua y agrega un toque de sal. Añade la verdura cuando ya esté hirviendo.

3- Deja hervir de 20 30 minutos, cuando ya esté blando, escurre y tritura mientras esté caliente.

4- Añade sal y mantequilla al gusto.

5- Puedes añadir un poquito de leche líquida si desean más suavidad en la textura.

6- Sirve y disfruta tu delicioso **Puré radical**

24. Snacks Ceto

Ingredientes:

- 1 kilo de la verdura de raíz que elijas (para chips preferiblemente batata, yuca, apio ñame)
- Sal al gusto
- aceite de coco o manteca de cerdo para freír

Preparación:

1- Lava, pela y corta con una mandolina o guillotina rebanadas finas de la verdura de raíz seleccionada.

2- Presiona las láminas contra un papel absorbente para reducir la humedad.

3- Pon calentar el aceite en un caldero hondo. Añade las láminas de verdura cuando ya esté bien caliente el aceite

4- Cuando ya estén doraditos los chips, colócalos sobre una bandeja con papel absorbente y añade sal y alguna otra especia de tu preferencia.

5- Sirve y disfruta tus crujientes **Snacks Ceto**

25. Pan Vegetal

Ingredientes:

- 2 tazas de puré radical bien denso (de vegetal de raíz)
- 2 huevos
- 2 cucharaditas de polvo de hornear
- Queso rallado al gusto
- Una pizca de nuez moscada (opcional)

Preparación:

1- Al puré de vegetal añadir los huevos batidos, el polvo de hornear, la nuez moscada y el queso rallado.

2- Mezclar bien hasta hacer una pasta homogénea.

3- Colocar la mezcla en un molde engrasado y enharinado.

4- Hornear durante 1012 minutos a 200°C o hasta que esté firme.

5- Verificar introduciendo en el centro con un palillo de altura o un cuchillo fino, si sale seco, entonces estará listo para sacar del horno. Deja enfriar y desmolda.

6- Rebana tu pan de raíz vegetal y disfruta con el relleno ceto de tu preferencia.

Otras recetas cetogénicas

Para complementar el menú te dejamos otras
deliciosas recetas con las que puedes dar variedad
y sabor a tu dieta cetogénica.

26. Pannacotta en salsa de Chocolate

Esta receta da para 3 porciones, requiere
aproximadamente 20 minutos de preparación,
tiene un tiempo de cocción de 5 minutos y un
tiempo de reposo de 1 hora.

Ingredientes:

- 3 láminas de gelatina
- 1 cucharada de vainilla
- 1 taza y media de nata líquida
- 1/2 cucharadita de edulcorante líquido
- 50 gramos Chocolate amargo de repostería
  en polvo

Preparación:

1- Hidrata las láminas de gelatina
   sumergiéndolas en un bol con agua
   temperatura ambiente durante 10 minutos.
   Reserva.

2- Añade la cucharada de vainilla a la nata

3- Añade el edulcorante a la nata y pon a
   calentar a fuego bajo durante un minuto.
   Retirar del fuego.

4- Escurre la gelatina y añádela a la nata
   caliente .Remover hasta que se disuelvan
   bien.

5- Tomar los moldes donde se vayan a realizar las pannacotas y llenarlos con la mezcla anterior (de nata y gelatina) hasta la mitad. Refrigerar. Reservar el resto de la mezcla a temperatura ambiente para que se mantenga líquida.

6- Para hacer la salsa de cacao: pon en un bol pate de la nata y agrega el chocolate en polvo. Calienta un poco (15 segundos) en el microondas y revuelve hasta que la mezcla quede homogénea, líquida y con brillo.

7- Se sacan los moldes de la nevera y se agregan 4 cucharadas de mezcla nata cacao sobre el vaciado previo ya solidificado. Se refrigera.

8- Una vez solida la mezcla del cacao, se vuelven a sacar los moldes y se terminan de llenaar con la mezcla natavainilla.

9- Dejar cuajar durante 30 minutos más.

10- Desmolda, sirve y adorna tus pannacotas con gotas de salsa de chocolate. Disfruta de este rico postre ceto.

27. Huevos duros al Guacamole

Esta receta da para 3 porciones, requiere aproximadamente 20 minutos de preparación, tiene un tiempo de cocción de 10 minutos.

Ingredientes:

- 6 huevos
- 1 cucharada de cilantro fresco cortado en trocitos.
- 1 taza de aguacate maduro
- 1 cucharada de jugo de limón
- Sal al gusto
- Pimienta al gusto

Preparación:

1- Poner a hervir los huevos en suficiente agua (que los cubra) durante 10 15 minutos. Retira del agua y deja enfriar. Pélalos, córtalos a la mitad y retira la yema. Reservar la clara para rellenar luego.

2- Pelar, cortar y triturar el aguacate maduro hasta hacer un puré.

3- Colocar las yemas en un recipiente y mezclar con el aguacate y el cilantro. Sazonar con sal y pimienta al gusto. Integrar todos los ingredientes.

4- Rellenar el espacio de las claras donde antes estaba la yema. Cubrir con papel film y llevar al refrigerador por 30 minutos.

5- sirve y disfruta de estos exquisitos Huevos duros al Guacamole.

28. Vasitos de queso con aceituna y tomates

Esta receta da para 4 porciones, requiere aproximadamente 20 minutos de preparación, tiene un tiempo de cocción de 10 minutos.

Ingredientes:

* 120 gramos de queso (Manchego de preferencia)
* 1/2 taza de nata de leche.
* 6 tomaticos Cherry
* 1 cucharada de jugo de limón
* 2 cucharadas de Pasta de aceitunas negras (Tapenade)
* hojas de albahaca fresca
* Sal al gusto
* Pimienta negra pulverizada al gusto
* Aceite de Oliva Extra Virgen (AOVE)

Preparación:

1- Pon a calentar en una olla la nata con un poco de pimienta.

2- Ralla el queso y agrégalo a la nata. Cocina durante unos tres minutos a fuego mediobajo sin parar de revolver. Reparte la mezcla en vasitos pequeños.

3- Escaldar los tomatitos (Pasar pos agua hirviendo y lugo remover la piel) y colocarlos ssobre la crema de queso.

4- Coronar cada tomatito, con una
cucharadita de pasta de aceituna
(Tapenade)

5- Rociar cada vasito con una cucharadita de
Aceite de Oliva Extra Virgen (AOVE)

29. Nube de huevos con tocineta (soufflé)

Esta receta da para 2 porciones, requiere
aproximadamente 10 minutos de preparación,
tiene un tiempo de cocción de 10 minutos.

Ingredientes:

- 4 huevos
- 8 tiras de tocineta (bacon)
- Sal al gusto
- Gotas de jugo de limón

Preparación:

1- Separa las yemas de las claras. Bate las
claras a punto de nieve, agrega unas gotas
de limón para que la espuma quede más
firme.

2- Bate ahora de ser posible con una batidora
eléctrica. Coloca las claras espumadas en
moldes para souffle

3- Mete las tiras de tocineta (bacon) sobre
una hoja grande de servilleta a máximo
calor en el microondas por dos o tres

minutos y se dejan enfriar. Quedará sumamente crujiente y desgrasado.

4- Para hacer el soufflé. Coloca las yemas en el centro de los moldes, sobre las claras espumadas. Hornea a 200°C durante 34 minutos (las clara deben quedar doradas y las yemas aún liquidas) .

5- Decora con bacon triturado por encima.

6- Sirve de inmediato y disfruta tu Nube de huevos con tocineta (soufflé)

30. Frittata al estilo Mediterráneo

Esta receta da para 1 porción, requiere aproximadamente 5 minutos de preparación, tiene un tiempo de cocción de 20 minutos.

Ingredientes:

- 2 huevos grandes
- 1 2 claras de huevo extra
- 1/2 vaso de leche de vaca o leche vegetal
- 3 Tomates seco en aceite
- 1 tallo de apio España o célery
- 1 calabacín
- 25 gramos de queso
- 4 champiñones medianos
- perejil fresco o albahaca picadito
- Aceite de oliva extra virgen
- jugo de 1 limón
- Orégano seco molido

- Ajo molido
- Tomillo molido
- Sal al gusto
- Ralladura de limón

Preparación:

1- Lava y pela y pica en cuadritos las verduras (calabacín, apio, champiñones). Pica además los tomates secos. Si están completamente deshidratados hay que remojarlos en agua o en aceite durante una hora antes de usarlos.

2- Bate los huevos y añade sal, pimienta y leche. Añade las claras extra. Reserva.

3- Sofríe en un poco de aceite los vegetales picaditos (excepto los champiñones), añade sal al gusto. Integra los champiñones, el jugo de limón, ajo triturado, orégano, tomillo, y deja evaporar los líquidos. Sirve en un plato y reserva.

4- Limpia la sartén y engrasa nuevamente. Deja calentar y añade los huevos batidos. Cocina a fuego bajo. Extender la mezcla por todo el sartén hasta que empiece a consolidarse (1 minuto aproximadamente). Esparce los vegetales sofritos sobre la mezcla de huevo ya cuajado y tapar.

5- Sirve adornando con perejil, queso rallado, ralladura de limón y pimienta. Disfruta de tu **Frittata al estilo Mediterráneo.**

31. Frittata a los 4 quesos

Esta receta da para 2 porciones, requiere aproximadamente 5 minutos de preparación, tiene un tiempo de cocción de 20 minutos.

Ingredientes:

- 4 huevos grandes
- 1/2 vaso de leche de vaca o leche vegetal
- 2 cucharadas de mantequilla
- 2 cucharadas de perejil fresco picadito
- 2 cucharadas de queso parmesano rallado
- ½ taza de queso tipo ricota
- Sal al gusto

Preparación:

1- Precalienta el horno a 200°C

2- Bate los huevos y añade sal, pimienta, leche y perejil. Mezclar bien y reservar.

3- Pica los quesos enteros en trocitos . El parmesano se va a reservar para espolvoear sobre la preparación al final. Añadir el mix de quesos sobre los huevos batidos, mezclar bien. Colocar la mezcla en un sartén con revestimiento antiadherente y tapar.

4- Cocina a fuego bajo. Cuando todo empiece a consolidarse (1 minuto aproximadamente). Esparce la mantequilla

derretida y el queso parmesano sobre la
mezcla de huevo ya cuajado y tapar.

5- Sirve y disfruta de tu **Frittata a los 4
quesos**

32. Sopa fresca de pepino y yogurt

Esta receta da para 2 porciones, requiere
aproximadamente 5 minutos de preparación, no
requiere cocción.

Ingredientes:

- 2 yogurts naturales cremosos (sin sabor
añadido)
- 1 pepino grande
- 2 dientes de ajo pelados y triturados
- 1 taza de agua
- Nueces peladas y trituradas al gusto
- Aceite de oliva al gusto
- Sal al gusto
- Pimienta molida al gusto
- Eneldo molido al gusto

Preparación:

1- Vierte los dos yogures, el ajo, el eneldo, el
agua y la sal en la licuadora. Batir a
máxima velocidad.

2- Incorpora las nueces trituradas, el aceite de
oliva corrige la sal y añade el pepino
(previamente pelado, sin semillas y
troceado). Volver a licuar a velocidad

media si te gusta que tenga textura, si la
deseas completamente fluida y líquida para
beber en vaso, entonces debes batir a
mayor velocidad, si deseas la sopa más
espesa puedes agregar uno o dos yogures
adicionales.

3- Sirve en plato o vaso (según la consistencia
cremosa o líquida) y adorna con nueces
trituradas y eneldo. Disfruta de tu **Sopa
fresca de pepino y yogurt.**

33. Huevos a la Turquía

Esta receta da para 2 porciones, requiere
aproximadamente 10 minutos de preparación, 5
min de cocción.

Ingredientes:

* 5 yogurts naturales cremosos (sin sabor
añadido)
* 1 diente de ajo pelado y triturado
* 1 huevo
* Sal al gusto
* Aceite de oliva extra virgen
* 1 cebollín
* Pimienta negra molida al gusto
* Pimentón dulce molido
* Hierbas al gusto (cilantro, perejil, eneldo,
tomillo, romero)

Preparación:

1- Remueve el yogurt para darle una consistencia más bien cremosa, drena cualquier líquido que pueda tener de forma que quede solo la crema. Añade el ajo triturad, las hierbas, la pimienta molida, el pimentón y sal al gusto.

2- Coloca la crema en un bol, haciendo un hueco en el medio. Escalfa el huevo (cocinar para que solidifique la clara y la yema quede líquida). Coloca el huevo escalfado en el centro de la crema de yogurt.

3- Añadir cebollín picadito, un poco más de pimentón picadito, corregir de sal, aceite de oliva.

4- Sirve en plato o vaso y adorna con ralladura de limón. Disfruta de tus **Huevos a la Turquía** pinchando la yema para que se esparza por todo el recipiente y se integren los sabores.

34. Asado de Mozarella con aguacates

Esta receta da para 2 porciones, requiere aproximadamente 20 minutos de preparación, 15 min de cocción.

Ingredientes:

- 1 aguacate grande y maduro

- jugo de limón al gusto
- 1 tomate maduro grande
- 1 queso mozarella grande
- Sal al gusto
- Hojitas de orégano fresco

Preparación:

1- Corta el aguacate por la mitad y retira el hueso. Con una brochita pinta el interior del aguacate con jugo de limón. Realiza cortes profundos en la carne del aguacate de forma que toquen la cascara por dentro.

2- Escurre el queso mozzarella e introduce láminas en los cortes del aguacate. Debe quedar una lámina de aguacate, intercalado con un a lamina de queso.

3- Lleva el aguacate con queso al horno precalentado a 180 °C y hornea durante 1520 minutos o hasta que revises y la mozzarella se haya derretido bien.

4- Corta el tomate en cuadritos. Retira el aguacate del horno y esparce los caditos de tomate sobre el aguacate.

5- Decora con un chorrito de aceite de oliva, orégano y una pizca de sal. Sirve y disfruta tu **Asado de Mozarella con aguacates**

35. Delicia de aguacate para untar

Esta receta da para 2 porciones, requiere aproximadamente 5 minutos de preparación, no requiere cocción

Ingredientes:

- 1 aguacate grande y maduro
- 1 cebolla blanca mediana
- 1 diente de ajo grande pelado y triturado.
- Sal al gusto
- Mayonesa al gusto

Preparación:

1- Llevar a la licuadora el aguacate sin cáscara y sin hueso cortado en trozos, la cebolla troceada, el ajo triturado, la pizca de sal y una cucharada o más de mayonesa según el gusto. Licuar a toda velocidad.

2- Vierte en un bol y decora con cilantro fresco picadito. Disfruta de tu Dip cetogénico **Delicia de aguacate para untar**. Para conservar más tiempo la delicia que no se vaya a utilizar, debes colocar en la nevera tapado con el hueso del aguacate dentro de la pasta.

36. Pan cetogénico de Ajo

Esta receta da para 4 porciones, requiere aproximadamente 10 minutos de preparación, tiempo de cocción 20 minutos

Ingredientes:

- 1 taza de queso mozzarella rallado
- 3 cucharadas de almendras molidas
- 2 cucharadas de queso crema untable
- 2 dientes de ajo grandes, pelados y triturados
- 2 huevos grandes
- 3 gramos de levadura química granulada
- 2 cucharadas de Aceite de oliva extra virgen
- 1 Cebollín mediano picado
- 1 Perejil fresco en trocitos
- Queso parmesano rallado al gusto
- Sal al gusto

Preparación:

1- Calienta el horno a 190 °C y acondiciona una bandeja con papel antiadherente para hornear

2- Lava, extrae la humedad con una servilleta y pica los vegetales.

3- Coloca, en un envase resistente al microondas, el queso mozzarella, el ajo, el polvo de almendras, queso untable, la levadura y sal al gusto. Mezclar bien y llevar al microondas a máximo calor durante 60 segundos.

4- Sacar y verificar que el queso se haya derretido y de no ser así volver a calentar

en varias tandas de 30 segundos cada vez.
Aparte, batir un huevo y añadir batiendo
con velocidad para integrar a la masa.

5- Haz una mezcla de aceite de oliva extra
virgen, queso parmesano rallado, las
hierbas y un diente de ajo. Pincela la
superficie de la masa con este aceite
aliñado y hornea por 1520 minutos,
monitoreando para que se dore in
quemarse.

6- Saca del horno y espera que enfríe un poco.
Corte en porciones. Si nota que le falta
consistencia, ásalo en una plancha por
ambos lados o coloca las rodajas en una
máquina e tostar pan.

7- Sirve en rodajitas y acompaña con algún
dip o crema queto de tu preferencia tu
delicioso pan cetogénico de ajo.

37. Bombones fríos de aguacate

Esta receta da para 3 porciones, requiere
aproximadamente 15 minutos de preparación,
requiere 1 minuto de cocción, tiempo de reposo:
45 minutos.

Para 18 bomboncitos

Ingredientes

- 1 aguacate (palta) grande maduro

- 100 gramos de chocolate bitter para repostería
- 1 Cucharada de mantequilla
- Cacao en polvo.
- Edulcorante artificial en polvo (opcional)

Preparación:

1- Derrite el chocolate negro junto con la mantequilla en el microondas o en la hornilla hasta que todo quede integrado. Corta el aguacate en dos mitades y retira la semilla. Saca toda la pulpa del aguacate con una cucharilla y tritúrala en un bol hasta que tengas un puré cremoso.

2- Añade cacao en polvo al puré de aguacate y mezcla muy bien hasta que todos los ingredientes estén integrados. Puedes añadir edulcorante artificial si es de tu gusto. Como la masa será bastante blanda, deberás dejarla por 45 minutos en el freezer (congelador) para que se consolide la consistencia.

3- Saca del congelador y toma porciones de igual tamaño con una cucharilla. Forma bolitas con tus manos y pásalas por un plato con cacao en polvo hasta tener aspecto de trufa. Puedes pasarlas por almendras molidas también y quedarán exquisitas.

4- Sirve y disfruta tus **Bombones fríos de
aguacate**. Guarda los bombones que no
vayas a consumir en la nevera para que
conserven su forma y sabor.

38. Pudding de Chía y Chococafé

Esta receta da para 2 porciones, requiere
aproximadamente 15 minutos de preparación,
requiere 1 minuto de cocción, tiempo de reposo:
45 minutos.

Ingredientes:

- 1/2 taza de café ya preparado con
  intensidad de media a fuerte.
- 40 gramos de chocolate bitter rallado.
- ½ taza de leche de vaca o leche vegetal
- 40 gramos de miel o edulcorante
- ½ taza de semillas de chía
- 40 gramos de avellanas caramelizadas

Preparación:

Mezclar en un bol el chocolate rallado, el café, la
leche, la miel (o edulcorante). Sumergir en esta
mezcla las semillas de Chía y revolver bien hasta
hacer una pasta homogénea. Refrigerar esta
mezcla durante dos horas como mínimo. Esta
pasta será la base del pudin que se puede decorar
con avellanas caramelizadas.

39. Frutas secas al caramelo

Esta receta da para 3 porciones, requiere aproximadamente 15 minutos de preparación, requiere 5 minutos de cocción, tiempo de reposo: 20 minutos.

Ingredientes

- 150 gramos de avellanas
- 150 gramos de almendras
- ¼ taza de azúcar

Preparación:

Colocar una sartén de tamaño reducido a fuego medio. Agregar el azúcar, cuando ésta comience a volverse líquida (Caramelo) bajamos la llama y añadimos las avellanas y las almendras peladas. Se remueve muy bien para garantizar que las semillas han quedado bien impregnadas de caramelo. Se sacan con cuidado y se colocan en una bandeja con papel antiadherente para que se enfríen.

40. Almendras crujientes

Esta receta da para 3 porciones, requiere aproximadamente 5 minutos de preparación, requiere 5 minutos de cocción, tiempo de reposo: 10 minutos.

Ingredientes:

- 300 gr de almendras crudas peladas
- Aceite de oliva extra virgen
- Sal al gusto

Preparación:

1- En un recipiente adecuado para cocinar en microondas, colocar las almendras con un chorrito de aceite de oliva. Y un rocío ligero de sal. Mezclar muy bien para que las almendras se impregnen. Colocar la tapa al recipiente.

2- Colocar el recipiente con las almendras dentro del microondas y calentar 1 minuto a máximo calor. Sacar del microondas, revolver y volver a calentar durante otro minuto. Repetir el procedimiento hasta que las almendras tengan el color dorado deseado.

41. Bonito al limón

Esta receta da para 3 porciones, requiere aproximadamente 10 minutos de preparación, requiere 20 minutos de cocción.

Ingredientes:

- 1 kilo de pez "Bonito"
- Aceite de oliva extra virgen
- 1 limón
- Sal al gusto
- Romero fresco al gusto

Preparación:

1- Lava el "bonito" con mucho cuidado para no desarmarlo bajo agua del chorro por las dos caras.

2- Cubre una bandeja con aceite de oliva y coloca el "bonito" sobre ella y sazona con sal, aceite de oliva y cúbrelo con hojitas de romero y rodajitas de limón. Tapa la bandeja con papel de aluminio y mete al horno.

3- Asa el "Bonito" a 220°C durante 20 minutos.

4- Sirve con tu contorno cetogénico preferido y disfruta tu **Bonito al limón**

42. Leche vegetal de coco

Esta receta da para 3 porciones, requiere aproximadamente 10 minutos de preparación, requiere 5 minutos de cocción.

Ingredientes:

- 3 Cocos
- 3 tazas de agua bien caliente

Preparación:

1- Toma uno de los cocos y ubica las tres marcas circulares que hay en uno de sus extremos. Con un cuchillo afilado o con un destornillador muy limpio puedes presionar y dar vueltas hasta que la "tapa" fina que cubre cada una estas marcas, ceda y se abra cada uno de los orificios. Coloca un vaso limpio y colócalo sobre el vaso con los orificios hacia abajo. Deja unos 5 minutos para que todo el líquido natural interno del coco drene hacia el vaso. Repite el mismo procedimiento con cada uno de los cocos. Reserva el agua que ha salido de los cocos ya que es muy nutritiva y puedes consumirla así, al natural o como parte de otras preparaciones.

2- Una vez extraída el agua. Enciende una hornilla de tu cocina Y coloca el coco con los orificios hacia arriba directamente sobre la llama, dale vueltas hasta que toda la concha del coco se vea "quemada". Retira y deja entibiar. Toma un paño oscuro (para que no se manche) y envuelve el coco. Golpea con un martillo muy fuerte por varios lugares de la cascara y luego abre la toalla. La cascara debe estar resquebrajada o partida.

3- Ahora toma un cuchillo romo y empieza a separar la carne blanca de la cascara marrón. Una vez obtenida toda la carne blanca, pásala por un rallador luego, a un procesador y colócale agua caliente hasta cubrirla. Licúa y cuela. Lo que ha quedado en el colador envuélvelo en un trozo de tela porosa y exprime bien para sacar el resto del líquido. Reserva el sólido, sirve para hacer helados y merengadas.

4- Ese líquido blanco que has exprimido es la leche de coco, rica en nutrientes y grasas saludables. Puedes repetir el procedimiento agregando un poco más de agua caliente y volviendo a licuar. Exprime de nuevo. Disfruta de **tu leche vegetal de coco** para tomar sola o como parte de otras preparaciones.

43. Leche vegetal de almendras

Esta receta da para 2 porciones, requiere aproximadamente 5 minutos de preparación.

Ingredientes:

- 200 gr de almendras
- 2 vasos de agua
- 50 gramos de dátiles para endulzar

Preparación:

1- Deja en remojo las almendras desde la noche anterior. Cuela y lava las almendras.

2- En la licuadora, echa las almendras, los dátiles y el agua. Licúa en potencia máxima hasta que se hayan triturado muy bien todos los elementos.

3- Cuela la preparación usando un colador muy fino, una tela porosa o una bolsa especial para colar leches de origen vegetal.

4- Sirve y consume de inmediato. Si la deseas
caliente, calienta el agua con la que vas a
licuar. Puedes saborizar tu leche vegetal de
almendras añadiendo algunas gotas de
vainilla, un poco de cacao en polvo o canela
molida si es de tu agrado. Sirve y disfruta
tu rica **Leche vegetal de almendras.**

44. Aderezo ranchero cetogénico

- 1 mayonesa pequeña de 220 gramos
- 1/4 de taza de crema espesa o nata agria
- 2 cucharadas de Mix de especias rancheras
- Sal al gusto

Preparación:

1- Toma un tazón y añade la mayonesa, la
nata o crema, la sal y el mix de especias.
Mezcla muy bien, corrige de sal y tapa.

2- Lleva a la nevera por espacio de 20
minutos para que se integren los sabores.

3- Si deseas una consistencia menos cremosa
y más fluida, puedes agregar un chorrito de
agua a tu preparación hasta que adquiera
la densidad que quieres. Puedes emplear tu
Aderezo ranchero cetogénico a manera de
untable o como aderezo para tus vegetales
y ensaladas. Sirve y saborea tu exótico
Aderezo ranchero cetogénico.

45. Guasacaca cetogénica (aderezo)

Ingredientes

- 1 Aguacate maduro
- 1 limón (el jugo)
- 1 pimiento amarillo mediano
- 1 pimiento verde mediano
- 4 cucharadas de cilantro fresco picadito
- 2 dientes de ajo grandes pelados triturados
- 1/2 cebolla blanca
- 2 cucharadas de agua
- Aceite de oliva al gusto
- Sal al gusto

Preparación

1- Cortar el aguacate a la mitad y extraer la semilla. Cortar la pulpa en cuadritos y meter en la licuadora junto con el jugo de limón el aceite de oliva, la cebolla troceada, el cilantro la sal y las dos cucharadas de agua. Licuar a máxima potencia. Sacar en un bol y corregir la acidez y la sal.

2- Extraer la semilla a los pimientos y cortarlos en cuadritos. Picar en cuadritos muy pequeñitos e incorporar en el puré de aguacate.

3- Si deseas una consistencia menos cremosa y más fluida, puedes agregar dos cucharadas extras de agua a tu preparación o dos cucharadas de aceite de oliva, hasta

que adquiera la densidad que deseas.
Puedes emplear tu Guasacaca cetogénica a
manera de untable o como aderezo para tus
proteínas y ensaladas. Sirve y saborea tu
increíble **Guasacaca cetogénica
(aderezo).**

46. Aderezo azul de queso

Ingredientes:

* 200 gramos de queso azul
* 200 gramos de yogurt natural (sin sabor
 añadido)
* 110 gramos de mayonesa (o un frasco
 pequeño)
* 120 gramos de crema o de nata especial
 para batir y
* 2 cucharadas de perejil fresco picadito bien
 pequeño
* Sal al gusto
* Pimienta al gusto

Preparación:

1- Trocear el queso con un tenedor dentro de
 un tazón

2- Añadir la mayonesa y luego el yogurt
 natural. Mezclar todo bien para integrar.
 Dejar reposar para que se fundan los
 sabores.

3- Añadir sal y pimienta al gusto

4- Si deseas una consistencia más densa,
puedes agregar un par de cucharadas de
crema a tu preparación hasta que adquiera
la densidad que deseas. Puedes emplear
Aderezo azul de queso a manera de untable
o como aderezo para tus vegetales y
ensaladas. Sirve y saborea tu exquisito
Aderezo azul de queso.

47. Crema de ajo al estilo Líbano

Ingredientes:

* 2 dientes de ajo grandes pelados
* 2 cucharadas de jugo de limón
* 2 huevos (solo las claras)
* 1 taza de aceite de oliva
* ½ cucharada de pasta de ajonjolí (sésamo)
* Sal al gusto

Preparación:

1- En una licuadora agrega el ajo previamente
triturado, el jugo de limón, las claras de
huevo, y sal al gusto. Tapa y licúa a máxima
potencia por 12 minutos. La mezcla debe
quedar blanca y esponjosa.

2- Pon a licuar de nuevo pero saca el tapón
pequeño que se encuentra en medio de la
tapa de la licuadora. Por allí, ve agregando
un chorro fino de aceite de oliva. La crema
de ajo estará lista cuando se vea con la
densidad de una mayonesa comercial.

3- Finaliza agregando un poco de pasta de
ajonjolí (sésamo) en la última fase del
licuado. Sirve y disfruta tu rica **Crema de
ajo al estilo Líbano.**

48. Crema hummus de aguacate

Ingredientes:

- 3 aguacates bien grandes y maduros
- 3 cucharadas de cilantro fresco picadito
- 1 taza de aceite de oliva extra virgen
- 2 cucharadas de semillas de girasol
- 2 cucharadas de pasta de ajonjolí (sésamo)
- 2 cucharadas de jugo de limón
- 1 diente grande de ajo pelado y triturado
- ½ cucharadita de comino pulverizado
- Sal al gusto
- Pimienta negra al gusto

Preparación:

1- Cortar cada aguacate en dos mitades, sacar
la semilla y extraer la pulpa con una
cuchara.

2- Colocar el aguacate y el resto de los
ingredientes en un procesador y licuar bien
hasta logras una pasta integrada.

3- Puedes agregar más jugo de limón en caso
de buscar una consistencia más fluida.
Corrige de sal y especias en caso de que así

se requiera. Sirve y disfruta tu rica **Crema hummus de aguacate.**

49. Untable de berenjena (Babaganush)

Ingredientes:

- 1 kilo de berenjenas grandes brillantes
- 2 cucharadas de jugo de limón
- 2 cucharadas de semillas de ajonjolí (sésamo)
- Media taza de aceite de oliva extra virgen
- Sal al gusto
- Un toque de comino molido

Preparación:

1- Lava, seca y corta las berenjenas a lo largo. Rocía con un poco de sal por el lado del corte. Coloca las berenjenas en una bandeja antiadherente. Lleva al horno por 30 minutos a 200°C.

2- Retira las berenjenas del horno y deja que se enfríen. Saca la pulpa de la berenjena con una cucharilla y colócala en un bol. Añade el jugo de limón y el toque de comino. Tritura bien todo hasta lograr una textura pastosa. Si la quieres más cremosa, lleva esta pasta al procesador y agrega aceite de oliva en chorro con otras dos cucharadas de jugo de limón una cucharada de ajonjolí previamente tostado y licúa. Corrige de sal.

3- Sirve en un plato y adorna con un poco de
aceite de oliva y semillas de ajonjolí.
Disfruta de tu delicioso **untable de
berenjena**.

50. Delicia de Sardinas aliñadas

Ingredientes:

- 6 sardinas grandes y limpias
- 5 dientes de ajo grandes pelados triturados
- Jugo de limón
- Sal al gusto
- Perejil fresco al gusto picadito
- Aceite de oliva virgen

Preparación:

1- En un bol añade el aceite de oliva, el perejil
y el ajo. Reserva.

2- Coloca las sardinas ya limpias y
descamadas en un recipiente apto para
microondas. Rocía con la preparación de
aceite, perejil y ajo.

3- Tapa el envase y pon a cocinar las sardinas
en el microondas por 6 minutos a máximo
calor.

4- Saca y revisa la textura de las sardinas, si
las deseas más cocidas, programa 2
minutos más de cocción.

5- Sirve y disfruta tu **Delicia de Sardinas aliñadas** con el contorno cetogénico de tu preferencia.

51. Huevos estilo pescador

Ingredientes:

- 2 latas de sardina en aceite vegetal
- 3 dientes de ajo grandes pelados y triturados
- 4 huevos grandes
- 1 cucharada de perejil fresco picadito
- 2 cucharadas de cebollín picadito
- 2 cucharadas de aceite de oliva extra virgen
- Pimienta negra molida al gusto

Preparación:

1- Calienta tu horno a 250 °C

2- Saltea en un sartén los ajos triturados y el cebollín picadito por espacio de dos minutos.

3- Coloca las sardinas en un molde para hornear y baña con el aceite aromatizado con ajo y cebollín. Mezcla bien con las sardinas y hornea por 10 minutos.

4- Verifica cocción y si están a tu gusto esparce el perejil sobre las sardinas. Bate los huevos, agrega un punto de sal y pimienta y baña las sardinas. Hornea

durante 6 minutos más hasta que los
huevos estén cocidos.

5- Sirve y disfruta tus ricos **Huevos estilo
pescador.**

52. Sardinas a la marinera

Ingredientes:

- 1/2 kilo de filetes de sardinas, limpios y
descamados.
- 1/4 taza de aceite de oliva extra virgen.
- 3 dientes de ajo grandes pelados y
triturados.
- Paprika al gusto
- Romero molido al gusto
- Cebolla en polvo al gusto
- Perejil fresco picadito para decorar
- Sal al gusto
- Pimienta al gusto.

Preparación:

1- En un bol hacer una mezcla con el aceite de
oliva, el ajo triturado, la ralladura y el jugo
de limón, romero molido, paprika cebolla,
sal y pimienta. Vaciar esta mezcla de aliños
en un molde refractario con capacidad el
medio kilo de filetes de sardinas.

2- Empapar bien las sardinas en la mezcla por
ambos lados. Llevar al refrigerador por un
par de horas para que se impregnen con los
sabores.

3- Poner a calentar un surten para grillar con aceite y freír las sardinas hasta que estén bien cocidas.

4- Servir tus ricas **Sardinas a la marinera** adornadas con perejil, limón cortado y rocío de paprika.

53. Lomo de Salmón con cubierta de Mayoajo

Ingredientes:

* 1 kilo de Lomo de salmón fresco
* 800 gramos de Mayonesa
* Sal de ajo al gusto

Preparación:

1- Asegurarse de que el lomo de salmón esté limpio, libre de piel y espinas. Mantenerlo entero ya que de esta forma conserva mejor sus deliciosos jugos naturales.

2- Mezclar en un bol la mayonesa con la sal de ajo.

3- Colocar el lomo en un molde refractario y cubrirlo en su totalidad con la mayonesa de ajo. Cubrir con papel de horno y cocinar por 15 minutos a 220°C. Verificar si la mayonesa de ajo está de color dorado. Servir de inmediato y disfrutar el exquisito sabor del Lomo de Salmón con cubierta de Mayoajo.

54. Pan ceto de semillas y almendras

Ingredientes :

- ½ taza de almendras pulverizadas
- 2 cucharadas grandes de harina de coco
- 60 mililitros de aceite vegetal
- 4 huevos grandes
- ½ cucharadita de postre de sal
- 1 sobre pequeño de levadura
- Mezclum de semillas variadas (Nueces de macadamia / pecanas, girasol, linaza, ajonjolí)

Preparación:

1- Precalienta el horno a 200 °C

2- Recubre con papel para hornear el molde del pan

3- Mezcla bien con la batidora el aceite, los huevos y la sal en un bowl

4- Combina la harina de coco y de almendras y mézclalas bien. Añade el sobre de levadura y continúa mezclando.

5- Añade el mezclum de semillas en la cantidad que desees y remueve para que queden bien distribuidas.

6- Coloca la mezcla en el molde poco a poco.

7- Mete el molde al horno y cocina durante media hora. Verifica con un palillo pinchando al centro si está completamente cocido, de no ser así, deja 10 minutos más en el horno.

8- Retira del horno y deja entibiar.

9- Desmolda y disfruta tu Pan ceto de semillas y almendras

55. Snack picantes ceto

Ingredientes:

- 1 taza de nueces o almendras
- 1 cucharadita de aceite vegetal (preferiblemente de coco)
- Comino molido al gusto
- Pimentón molido al gusto
- Ají en polvo al gusto
- Sal al gusto

Preparación:

1- Calienta la sartén a fuego medio y añade el aceite.

2- Mezcla todos los ingredientes y coloca en la sartén hasta que se sofrían ligeramente unos minutos (no demasiado)

3- Coloca sobre una servilleta grande y deja enfriar. Sirve como snack para acompañar bebidas o para ver tu película favorita. Si no te agrada el picante omite el ají y quedaré igual de delicioso.

56. Pan Cetogénico rico en proteínas

Ingredientes:

- 3 cucharadas de semilla de linaza molida
- 2 cucharadas de semillas de chía pulverizada
- 3 cucharadas de almendra molida
- 3 cucharadas de avellanas tostadas y molidas
- ½ taza de yogurt firme al natural o queso
- 4 unidades de huevo grandes
- 1 sobre de 8 gramos de levadura
- 4 cucharadas grandes de agua
- Semillas enteras al gusto

Preparación:

1- Casca los huevos y coloca las yemas en un recipiente y las claras en otro. Guarda las claras en el refrigerador.

2- Recubre con papel para hornear un molde rectangular de pan de entre 20 y 30 centímetros.

3- Combina las semillas molidas y mézclalas bien. Añade la sal.

4- Coloca 2 cucharadas agua, las 4 yemas de huevo el yogurt firme (sin líquidos) o el queso.

5- Amasa bien y cubre el recipiente con un paño o tela.

6- Deja en reposo por media hora.

7- Cinco minutos antes de destapar la masa, activa la levadura disolviéndola en 2cucharadas de agua tibia y espera dura.

8- Destapa la masa y añade la levadura.

9- Saca las claras de la nevera y móntalas a punto de nieve con batidora o con batidor a mano.

10- Incorporar la mitad de las claras a punto de nieve poco a poco a la masa, mezclar de forma lenta y envolvente. Colocar el resto de las claras y seguir mezclando. Hasta conseguir una masa homogénea.

11- Vacía la masa en el molde y decora con las semillas al gusto.

12- Precalienta el horno a 180   °C   unos 5 minutos y lleva el molde cocinarse en altura media del horno por 45 minutos, verifica con un palillo que esté cocido, en caso de faltarle un poco, deja en el horno por 20 minutos más.

13- Antes de desmoldar espera a que enfríe un poco. Retira el pan del molde y deja enfriar sobre una rejilla metálica.

57. Torta cetogénica de chocolate

Ingredientes

- Para el bizcocho
- 3 huevos grandes
- 125 gramos de coco pulverizado
- 125 ml de aceite vegetal comestible
- 125 ml de leche vegetal (de almendras o coco)
- 3 cucharadas cacao pulverizado
- ¼ cucharada de polvo de hornear
- 2 cucharadas de la esencia preferida (vainilla, limón, naranja)
- Endulzante artificial al gusto
- Mezcla para el relleno al gusto (puede ser una mermelada libre de azúcar)
- Cubierta
- 120 gramos de queso crema
- 1 taza de crema para batir
- 1 taza de leche vegetal (puede ser de almendras)
- 3 cucharadas de coco pulverizado para dar textura
- 100 gramos cacao pulverizado
- ½ cucharada de café
- Endulzante artificial al gusto

Preparación

1- Mezcla todos los ingredientes del bizcocho y bate muy bien.

2- Vierte la mezcla en un molde previamente enmantequillado.

3- Hornea a 180°C durante 35 minutos o hasta que compruebes que esté bien cocida (introduce un palillo en el centro para verificar)

4- Retira el bizcocho del horno y una vez tibio, divide en dos capas. Deja enfriar.

5- Para la cubierta

6- Mezcla todos los ingredientes de la cubierta y bate hasta que se vea homogéneo

7- Toma la primera capa del bizcocho y esparce el relleno que hayas seleccionado

8- Refrigera y cuando ya esté bien frío sirve y disfruta.

58. Galletas keto salpicadas de chocolate

Ingredientes

- ½ taza de almendras pulverizadas
- ¼ cucharada de polvo para hornear
- ¼ cucharadita de sal fina
- Tres cucharadas de endulzante artificial (ir ajustando el sabor de la mezcla según el gusto)
- 6 cucharadas colmadas de mantequilla a temperatura ambiente (blanda)

- 1 huevo grande o 2 huevos pequeños
- 1 cucharada de la esencia de tu preferencia (vainilla, limón, naranja)
- 4 cucharadas de gotas medianas (1 cm) de chocolate de repostería libre de azúcar

Preparación:

1- Mezcla en un recipiente las almendras pulverizadas, el polvo para hornear y la sal. Reserva

2- Combina aparte el edulcorante granulado y la mantequilla. Mezcla con una batidora lentamente.

3- Añade a la mezcla de mantequilla, el huevo y la vainilla. Revuelve hasta que todo se vea homogéneo. Ve añadiendo poco a poco los ingredientes secos y bate a velocidad media.

4- Incorpora las gotas de chocolate de manera uniforme en la mezcla.

5- Coloca una lámina de plástico sobre una superficie donde puedas amasar y extiende la mezcla.

6- Amasa y forma un cilindro de 5 cm de diámetro.

7- Deja la masa envuelta en plástico y refrigera mínimo durante 3 horas.

8- Precalienta el horno a 180 °C F). Mientras tanto, forra una bandeja con papel para hornear.

9- Saca la masa del refrigerador y cortar el cilindro en rodajas iguales de un centímetro de espesor.

10- Coloca los discos de masa sobre la bandeja a un centímetro de distancia uno de otro. Aplana suavemente cada disco de masa. Asegúrate de que cada disco esté separado del otro por lo menos 1 cm.

11- Si deseas que las galletas te queden más crocantes, puedes colocarle trocitos del fruto seco de tu preferencia.

12- Hornea durante 10 minutos, hasta que veas los bordes de color dorado y las galletas se hayan extendido un poco.

13- Retira del horno y deja enfriar la bandeja mínimo por 15 minutos.

Disfruta tus ricas Galletas keto salpicadas de chocolate

59. Galletas cetogénicas de maní

Ingredientes:

- 230 g de pasta o mantequilla de maní con sal añadida. Se puede hacer en casa colocando 1 taza grande de maní pelado sin concha en un procesador y pulverizándolo muy bien hasta que el fruto seco se vuelva una mezcla pastosa. Se le añade una pizca de sal de manera uniforme y se mezcla de nuevo.

- 4 cucharadas de edulcorante artificial (ajustar al gusto)
- 1 huevo grande o 2 pequeños
- 2 cucharaditas de la esencia de tu preferencia (vainilla, limón, naranja)
- ½ cucharadita de polvo de hornear
- ¼ de cucharadita de sal

Preparación:

1- Precalienta el horno a 180 °C y forra una bandeja con papel especial para hornear.

2- Bate la pasta o mantequilla de maní y el edulcorante con una batidora hasta que se vea la mezcla homogénea.

3- Añade los demás ingredientes hasta formar una masa suave.

4- Forma bolitas redondas de 3 cm de diámetro y colócalas en una bandeja con unos 4 cm de distancia entre ellas.

5- Aplana las bolitas de la masa hasta formar galletas de 1/2 cm de grosor. Decóralas a tu gusto.

6- Hornea por 10 minutos o hasta que veas que las galletas están doradas por los bordes.

7- Retira del horno. Estarán blandas al inicio
pero irán endureciendo al bajar la
temperatura. Deja enfriar y con una
espátula, pasa las galletas a una rejilla para
que se pongan crocantes. Se pueden
conservar muy bien en el congelador.

60. Galletas caseras de jengibre cetogénicas

Ingredientes:

* ½ taza de agua
* 1 cucharada grande de canela pulverizada
* 1/2 cucharada de jengibre pulverizado
* ½ cucharada de clavo de olor pulverizado
* 4 cucharadas de mantequilla a temperatura ambiente
* 1 taza grande de almendras pulverizadas
* 6 cucharadas de endulzante artificial (ajustar al gusto)
* 3 cucharadas colmadas de coco pulverizado
* 1 cucharada de corteza de psilio pulverizado (opcional)
* 1 cucharadita de bicarbonato de sodio cernido (sin grumitos)
* 1 clara de huevo grande

Preparación:

1- Mezcla el agua y las especias hierve con el
agua en una olla pequeña. Retira del fuego

y agrega la mantequilla, ve revolviendo hasta que se derrita.

2- Mezcla los ingredientes secos en otro envase aparte. Añade la mezcla de especias y también la clara de huevo. Mezcla muy bien y forma una bola con la masa. Cubre la masa con trazo de plástico y refrigérala por 8 horas.

3- Precalienta el horno a 150°C o su equivalente 300°F.

4- Saca la masa del refrigerador y córtala por la mitad. Coloca una parte de la masa entre dos láminas de plástico y luego extiéndela con un rodillo. La masa aplanada debe quedar con un grosor aproximado de 3mm. Corta las galletas con la forma que desees (usar cortadores de galletas). Trasládalas con una espátula y ponlas con cuidado en una bandeja forrada con papel para hornear.

5- Hornea durante 10 minutos o hasta que estén doradas en los bordes. Bajar la temperatura a 100°C (200°F) y continua horneándolas durante unos 20-30 minutos, dependiendo del grosor de las galletas.

6- Retira del horno y deja enfriar bien las galletas sobre una rejilla. Una vez frías, decora y sirve.

61. Galletas Keto de auyama (calabaza)

Ingredientes

- 4 cucharadas de mantequilla
- 4 cucharadas de edulcorante artificial (ajustar al gusto)
- 100 gramos de queso crema
- 1 taza grande de puré de calabaza (sin semillas ni corteza)
- 1 taza y ½ de almendras pulverizadas
- ½ taza de copos de avena pulverizados (usar el procesador)
- ½ cucharadita de polvo de hornear
- 1 huevo grande o dos pequeños
- 1 cucharada de extracto de esencia de vainilla
- ½ cucharadita de jarabe de arce (opcional)
- 1 cucharada de mix de especias pulverizadas especial para postres de auyama (canela, jengibre, nuez moscada, pimienta dulce, clavitos de olor)
- 28 g nueces tostadas y picadas (pecanas, de macadamia)

Preparación:

1- Precalienta el horno a 175°C o 350°F. Forra una bandeja con papel para hornear.

2- Bate la mantequilla y el edulcorante hasta formar una pasta homogénea. Agregar el queso crema y mezclar hasta adquiera una textura cremosa.

3- Agrega el resto de los ingredientes a la
mezcla, excepto las nueces, y mezcla hasta
formar una masa uniforme. Incorporar las
nueces al final e intégralas con la ayuda de
una espátula.

4- Divide la masa en porciones con una
cuchara y coloca cada porción sobre el
papel de hornear. Aplana suavemente con
el dorso de una cuchara engrasada cada
porción de masa hasta lograr galletas finas
y redondeadas.

5- Hornea por 20 minutos o hasta que las
galletas se vean ligeramente doradas.

6- Deja enfriar durante 20 minutos antes de
servir.

62. Alfajores Deliciosos versión Keto

Ingredientes:

Para las galletas

- 4 cucharadas colmadas de mantequilla
(blanda a temperatura ambiente)
- 4 cucharadas de edulcorante artificial
(ajustar al gusto)
- 1 cucharada de esencia de vainilla
- 1/4 cucharadita de sal
- 2 tazas de almendras pulverizadas
- Para relleno (dulce cremoso)
- 2 cucharaditas de mantequilla clarificada (
Ghee)

- 80 ml de nata para montar (de puede sustituir por crema de coco)
- 4 cucharadas de edulcorante artificial (ajustar al gusto)
- 1 cucharada de mantequilla del fruto seco de tu preferencia.

Preparación

Para hacer las galletas:

1- Bate la mantequilla y el edulcorante hasta que se forme una masa homogénea.

2- Agrega la vainilla y la sal, mezcla bien hasta que se integren.

3- Añade las almendras pulverizadas y mezcla. Utiliza una espátula para ir suavizando la masa

4- Coloca la masa sobre un papel para hornear y dale forma de cilindro, el ancho del cilindro lo darás según el diámetro que quieras en tus alfajores.

5- Envuelve el cilindro de masa y mete al refrigerador por una hora para que se endurezca. Ahora procede a preparar el relleno dulce cremoso

Para preparar el relleno dulce cremoso

1- Derrite la mantequilla a fuego medio en un sartén.

2- Añade la crema y el edulcorante, cocina
mientras revuelves a fuego lento hasta que
se disuelva totalmente el edulcorante.
Cuando la mezcla esté espesa, pegajosa.
Retírala del fuego y pásala a un envase
para que se enfríe a temperatura ambiente.
Asegúrate de remover cada cierto tiempo
mientras va enfriando para que se
mantenga homogénea la mezcla.

3- Si el relleno dulce cremoso no adquiere el
suficiente espesor puedes añadirle
mantequilla de algún fruto seco de tu
preferencia.

4- Al emplear leche de coco, el relleno puede
tardar un poco más para espesar. Ir
despacio con esta mezcla porque el
edulcorante puede cristalizar y no conviene
tener trozos sólidos.

Para el horneado

1- Precalienta el horno a 160 °C o 325 °F

2- Cubre una bandeja con papel para hornear

3- Rebana el cilindro de la masa en discos de
0,6 cm de espesor. Coloca cada rebanada
circular sobre la bandeja de horno Haz un
numero par de estas rebanadas pues
necesitas parejas para poner el relleno
entre ellas. Asegúrate de dejar entre 3 cm
de separación entre ellas.

4- Hornea por 15 minutos o hasta que los bordes tengan un color dorado.

5- Retíralas del horno y deja enfriar antes de pasarlas a la rejilla.

6- Voltea las galletas cuando ya se hayan enfriado a temperatura ambiente.

7- Esparce una cucharada colmada de relleno dulce cremoso a una de cada dos galletas. Cúbrelas con una galleta sin relleno y presiona lentamente para que la pasta llegue al borde.

8- Guarda en envase hermético en el refrigerador, disfruta a temperatura ambiente **tus Alfajores Deliciosos versión Keto**

63. Pan keto de Banana (cambur, plátano)

Ingredientes

- 2 bananas bien maduras picadas en pedazos pequeños
- 6 huevos grandes que estén frescos
- 6 cucharadas de mantequilla previamente derretida
- 2 cucharadas de esencia al gusto (vainilla es recomendable)
- 1 taza y media de almendras pulverizadas
- 2 cucharadas de canela pulverizada
- 2 cucharaditas de polvo de hornear

- 1/8 de cucharadita de sal

Instrucciones

1- Precalienta el horno a 180 °C o 350 °F

2- Coloca en recipiente las bananas picadas, los 6 huevos, la vainilla y la mantequilla previamente derretida Mezclar con batidor o procesador (preferiblemente) hasta que la mezcla quede homogénea.

3- Incorpora los ingredientes secos y remueve hasta que integrar bien a la mezcla.

4- Cubre un molde para pan papel para hornear y rellénalo con la masa.

5- Hornea por 50 minutos o hasta que al introducir un palillo largo, éste salga limpio. Verificar la cocción a los 30 minutos de estar horneando.

6- Retira del horno. Deja enfriar sobre una rejilla por 30 minutos.

7- Corta en rebanadas y sirve con el acompañante que desees.

64. Aderezo keto de merey (marañón-anacardo)

Ingredientes

- ½ taza de Merey (marañon-anacardo)
- ½ taza de agua
- 1 taza de aceite vegetal comestible

* 1 cucharada de jugo de limón
* ½ cucharadita de cebolla pulverizada
* ½ cucharadita de sal
* Un toque de pimienta cayena al gusto

Instrucciones

1- Coloca la taza con los frutos secos (merey-anacardo- marañón) en el procesador de alimentos. Añade los demás ingredientes, excepto el aceite. Procesar a velocidad alta hasta que la mezcla se vea homogénea.

2- Añade el aceite poco a poco mientras procesa a velocidad media. Si deseas una consistencia más suave, coloca un poco más de agua o de aceite.

Preservación

1- Guarda el aderezo en el refrigerador por 4 días o congélala por dos meses.

65. Salsa tártara versión cetogénica

Ingredientes

* 1 taza de mayonesa
* 1 taza de pepinillos en conserva picados en trocitos muy pequeños (se pueden sustituir por alcaparras o cualquier vegetal encurtido también)
* 1 cucharada de curry pulverizado
* Pimienta al gusto (opcional)
* Sal al gusto

Preparación:

1- Coloca los pepinillos picados en un tazón y
mezcla con el resto de los ingredientes
restantes.

2- Colocar la salsa en el refrigerador y dejar
que los sabores se asienten mientras
preparas el resto de la comida.

3- Condimentar con una pizca de sal y
pimienta al gusto.

Si no tienes pepinillos encurtidos a mano, puedes
experimentar con alcaparras, ¡van de maravilla! O
puedes substituirlos cualquier tipo de encurtido
sin azúcar.

66. Salsa Ceto Satay

Ingredientes:

- 2 tazas de crema o leche de coco
- 1 ají rojo, sin semillas picado en trocitos
  pequeños
- 1 diente de ajo grande triturado
- 3 cucharadas de salsa de soja
- 4 cucharadas de mantequilla o pasta de
  maní
- sal al gusto
- pimienta al gusto

Instrucciones

1- Mezcla los ingredientes en una olla
pequeña y pon a hervir a fuego bajo

durante 8 minutos o hasta que la salsa adquiera la consistencia que se requiere. Añade sal y pimienta al gusto

67. Pesto cetogénico de Tomate

Ingredientes

- taza de tomates secos
- cucharadas de jugo de limón
- 1 taza de aceite vegetal comestible (preferiblemente de oliva)
- 1 cucharada albahaca seca y triturada
- 1 diente de ajo grande triturado
- sal al gusto
- pimienta negra pulverizada al gusto

Preparación

1- Pon a remojar los tomates en agua tibia durante 15 minutos. Escurre. Añade a los tomates el jugo de limón y mezcla.

2- Incorpora poco a poco el aceite vegetal comestible con un chorro delgado. Continuar mezclando hasta que la mezcla tome una consistencia suave. Añade sal y pimienta al gusto.

3- Agrega albahaca y ajo (opcional), y si lo deseas añade más zumo de limón y aceite de oliva.

4- Preserva en el refrigerador durante 5 días o en el congelador por un mes.

68. Mayonesa ceto hecha en casa

Ingredientes

- 1 yema de huevo grande (a temperatura ambiente)
- 1 cucharada de mostaza a temperatura ambiente(preferiblemente de Dijon)
- 2 tazas de aceite vegetal comestible (de aguacate o de oliva)
- 2 cucharaditas de jugo de limón (puede sustituirse por vinagre)

Preparación

1- En una licuadora coloca el huevo y la mostaza. Enciende a velocidad baja.

2- Añade a la mezcla el aceite poco a poco, con un chorrito delgado. La mezcla va a comenzar a espesarse. Continuar licuando hasta haber añadido todo el aceite y la mayonesa se haya consolidado.

3- Añade el zumo de limón (o vinagre). Mezclar de nuevo y agrega sal y pimienta al gusto.

4- Ajustar de sal o limón.

5- Deja reposar en el refrigerador antes de servir para que espese aún más.

69. Aderezo Barbecue libre de azúcar

Ingredientes

- 3 cucharadas de aceite vegetal comestible (de oliva preferiblemente)
- 1 cucharada de pasta concentrada de tomate
- ½ cebolla blanca rallada
- 1 cucharada de ají pulverizado
- 2 cucharaditas de ajo pulverizado
- 2 cucharaditas de hinojo en semillas
- 1 cucharadita de comino pulverizado
- ½ cucharadita de pimienta de cayena
- 6 tomates grandes sin cáscara en trocitos (se pasan por agua hirviente y luego fría para sacar la cáscara)
- 2 cucharadas de vinagre (preferiblemente de manzana)
- 2 cucharaditas de sal

Preparación

1- Calienta el aceite en una olla (preferiblemente que tenga fondo grueso).

2- Agrega la pasta de tomate y mezcla. Agrega la cebolla rallada y fríe a fuego medio hasta que la cebolla esté traslúcida.

3- Añade dos cucharadas de agua y hierve a fuego bajo por 5 minutos.

4- Agrega las especias a la olla junto con los tomates y el vinagre. Coloca sal al gusto.

5- Lleva la mezcla a ebullición, baja el fuego y
deja hervir durante otros 20 minutos.

6- Procesa en una licuadora hasta que tenga
una consistencia homogénea. Deja enfriar.
Si deseas una salsa más espesa, dejar
hervir por más tiempo.

70. Aderezo Keto verde

Ingredientes

* 1 taza de perejil fresco picado muy fino
* 3 cucharadas de albahaca fresca cortada
muy finamente (puede ser también cilantro
fresco)
* 2 dientes grandes de ajo triturados
* 1 cucharada de zumo de limón
* 2 cucharadas de alcaparras bien picaditas
* 1/2 taza de aceite vegetal comestible (de
oliva preferiblemente)
* 1 cucharadita de sal marina triturada muy
fino
* ½ cucharadita de pimienta negra
pulverizada

Preparación

1- Coloca todos los ingredientes en un
recipiente profundo y mezcla con un
batidor manual hasta que el aderezo
adquiera consistencia

2- Guarda en el refrigerador por 5 días o
congela para que dure más tiempo.

71. Tostadas Keto a la francesa

Ingredientes

- 2 rodajas de Pan de taza (ver receta siguiente)
- Crema para untar
- 2 huevos grandes o tres pequeños
- 2 cucharadas de crema para montar (también se puede usar nata)
- ½ cucharadita de canela pulverizada
- 1 pizca de sal
- 2 cucharadas de mantequilla

Preparación

1- Mezcla para empapar el pan de taza

2- Bate los huevos, con la crema y la canela. Añade una pizca de sal.

3- Preparación de las tostadas

4- Esparce la crema para untar sobre las rodajas de Pan de taza en rodajas y deja que se empapen bien. Voltea varias veces las rodajas de pan dentro de la mezcla para que se impregnen de la mayor cantidad de mezcla de huevo.

5- Fríe cada rodaja en mantequilla y sirve al momento. Puedes espolvorear con edulcorante artificial en polvo si es de tu gusto.

72. Pan keto de taza

Ingredientes

- 1 cucharadita de mantequilla a temperatura ambiente
- 2 cucharadas de almendra pulverizada
- 2 cucharadas de coco pulverizado
- 1½ cucharadita de polvo de hornear
- 1 pizca sal fina
- 2 huevos grandes frescos
- 2 cucharadas de crema para montar (también puede ser nata)

Preparación

1- Engrasa con mantequilla un molde de cristal o cerámica (taza) con fondo plano.

2- Une todos los ingredientes secos del pan y mézclalos bien. Integra a la mezcla los huevos y la crema. Bate hasta conseguir una mezcla homogénea y cremosa.

3- Introduce el molde con la mezcla en el microondas a máxima potencia durante 2 minutos. Comprueba si el pan está cocido en el centro con un palillo. De no ser sí, cocinarlo 30 segundos más.

4- Deja enfriar y desmolda el pan de la taza.

5- Rebana en rodajas y disfruta con tu untable keto favorito.

73. Chips keto de queso

Ingredientes

- 1 taza de queso parmesano rallado
- 1 cucharada de semillas de chía
- 2 cucharadas de semillas de lino (linaza) enteras
- 2½ cucharadas semillas de calabaza tostadas (auyama)

Preparación:

1- Precalienta tu horno a 180 °C o 350 °

2- Cubre con papel para hornear una bandeja

3- Mezcla el queso con las semillas en un tazón.

4- Coloca pequeñas porciones de la mezcla sobre el papel de horno, deja un poco de espacio entre ellos porque se van a expandir. No necesitas aplanar los montones porque se van a derretir, se van a aplanar naturalmente en el horno Hornear de 8 a 10 minutos. Verifica el horno cada momento. Los chips deberían tomar un color marrón claro, no marrón oscuro porque el sabor se amarga.

5- Retira del horno y deja enfriar. Despega con cuidado los chips del papel y sírvelos.

74. Delicia de Coliflor en puré

Ingredientes

- 1 coliflor blanca grande y firme
- ½ taza de queso rallado (preferiblemente parmesano)
- 8 cucharadas de mantequilla temperatura ambiente
- 1 cucharada de zumo de limón
- aceite vegetal comestible al gusto (de oliva preferiblemente)

Instrucciones

1- Corta la coliflor en ramitos.

2- Pon a cocinar la coliflor en agua con sal hirviendo durante un par de minutos, suficiente para que los ramitos estén tiernos pero firmes. Escurre muy bien el agua a la coliflor, que quede lo más seca posible.

3- Coloca la coliflor en un procesador de alimentos junto a los demás ingredientes. Procesa hasta la mezcla tenga consistencia suave y cremosa.

4- Salpimienta al gusto. Añade aceite vegetal y mantequilla si es de tu gusto

75. Caldo de proteínas con huesos Versión I (Olla de presión)

Ingredientes

- 3 kilos de huesos de res (puede ser de cordero o mixtos)
- 3 cucharadas de aceite líquido de coco
- 1 cebolla blanca y grande picada en trozos
- 1 zanahoria mediana cortada en trozos gruesa
- 1 cabeza de ajos grandes ligeramente machacado (sin pelar)
- 1 cucharada de sal
- 1 cucharadita de pimienta negra en granos
- Un puñado de estragón o perejil fresco al gusto
- 1 cucharada de vinagre de vino (preferiblemente blanco)
- agua

Preparación

1- Precalienta el horno a 225 °C o 450 °F

2- Coloca los huesos en una bandeja con bordes. Cubre bien con un pincel los huesos con aceite de coco líquido.

3- Asa los huesos por una hora, hora y media hasta que estén bastante dorados. Voltea varias veces para que se tuesten uniformemente. Coloca una o dos tazas de agua casi final de la horneada para evitar que los jugos se carbonicen.

4- Coloca huesos horneados, hierbas, verduras y vinagre en la Olla de presión. Cubre totalmente los ingredientes con agua natural, dejan un poco de espacio por debajo de la línea interna de llenado.

5- Coloca y cierra la tapa de la olla de presión.

6- Cocina de 10 a 40 minutos a presión máxima.

7- Al cabo del tiempo señalado, libera la presión totalmente y deja reposa y vuelve a liberar la presión. Destapa la olla.

8- Cuela el caldo en un recipiente con un colador muy fino o un tamiz.

9- El caldo debe tener un color marrón oscuro. Salpimienta el caldo. Pon a enfriar el caldo a temperatura ambiente y después guárdalo en recipientes herméticos.

El caldo de huesos se puede almacenar en porciones pequeñas para varios usos durante tres meses en el congelador.

76. Caldo de proteínas con huesos Versión II (Olla de cocción lenta)

Ingredientes

- Los mismos ingredientes de la preparación anterior

Preparación

1- Precalienta el horno a 225 °C o 450 °F

2- Coloca los huesos en una bandeja con bordes. Cubre bien con un pincel los huesos con aceite de coco líquido.

3- Asa los huesos por una hora, hora y media hasta que estén bastante dorados. Voltea varias veces para que se tuesten uniformemente. Coloca una o dos tazas de agua casi final de la horneada para evitar que los jugos se carbonicen.

4- Coloca huesos horneados, hierbas, verduras y vinagre en la Olla de cocción lenta. Cubre totalmente los ingredientes con agua natural. Pon a cocinar 12 horas en fuego bajo. Al destapar debe haber un líquido de color marrón profundo muy gustoso. Añade sal y pimienta al gusto.

5- Pasa el caldo por un tamiz o un colador muy fino. Pon a enfriar el caldo en recipientes herméticos.

El caldo de huesos se puede almacenar en
porciones pequeñas para varios usos durante tres
meses en el congelador.

77. Masa para Pizza Keto

Ingredientes

- 1 taza de queso mozzarella rallado por el
lado mediano
- 1 coliflor blanca grande
- 2 huevos grandes o cuatro pequeños
- ½ cucharadita de sal
- Cobertura de la pizza

Preparación

1- Precalienta el horno a 180 °C o a 350 ° y
Forra una bandeja con papel para hornear.

2- Tritura la coliflor usando un procesador de
alimentos o un rallador. Colocar la coliflor
triturada, el queso mozzarella rallado y los
huevos batidos en un tazón, remueve
hasta que se mezclen bien.

3- Extiende la mezcla sobre la bandeja
forrada, formando una capa fina y con
forma circular.

4- Hornea por 20 minutos o hasta que se vea
ligeramente dorada. Retira del horno y
reserva.

78. Pizza keto con alcachofas

Ingredientes

- Bandeja con masa para pizza keto (ver receta anterior)

Para la cobertura:

- 5 cucharadas de salsa de tomate para pizza libre de azúcar (o pesto de tomate)
- ½ taza de queso mozarella rallado por el lado medio
- ½ taza de queso cheddar rallado por el lado medio
- ½ taza de alcachofas en conserva previamente escurridas y laminadas
- 1 cucharada de orégano seco
- 1 cucharada de albahaca seca
- 1 diente de ajo grande en rodajitas finas

Preparación:

Pizza

1- Ajusta la temperatura del horno a 210 °C o a 420 °F.

2- Esparce la salsa de tomate (o pesto de tomate) sobre la masa keto para pizza.

3- Coloca una capa de queso cheddar y luego otra capa de queso mozzarella.

4- Coloca bien distribuidas las alcachofas laminadas, la albahaca, el orégano y el ajo sobre los quesos.

5- Hornea durante 10 minutos hasta que el
queso se vea derretido y dorado.

6- Retira del horno. Corta y disfruta de tu
Pizza keto con alcachofas

79. Pizza keto a la italiana

Ingredientes

- Bandeja con masa para pizza keto (ver
receta anterior)

Para la cobertura:

- 5 cucharadas de salsa de tomate para pizza
libre de azúcar (o pesto de tomate)
- ½ taza de queso mozarella rallado por el
lado medio
- ½ taza de queso cheddar rallado por el
lado medio
- ½ taza de champiñones laminados
- ½ taza de aceitunas negras
- 1 cucharada de orégano seco
- 1 cucharada de albahaca seca

Preparación:

Pizza

1- Ajusta la temperatura del horno a 210 °C o
a 420 °F.

2- Esparce la salsa de tomate (o pesto de
tomate) sobre la masa keto para pizza.

3- Coloca una capa de queso cheddar y luego otra capa de queso mozzarella.

4- Coloca bien distribuidas los champiñones laminados, las aceitunas en rodajitas y el orégano sobre los quesos.

5- Hornea durante 10 minutos hasta que el queso se vea derretido y dorado.

6- Retira del horno. Corta y disfruta de tu Pizza keto a la italiana.

80. Pizza Keto de la Huerta

Ingredientes

- Bandeja con masa para pizza keto (ver receta anterior)

Para la cobertura:

- 5 cucharadas de salsa de tomate para pizza libre de azúcar (o pesto de tomate)
- ½ taza de queso mozarella rallado por el lado medio
- ½ taza de queso cheddar rallado por el lado medio
- ½ taza de espárragos de conserva cortados en laminas
- ½ taza de calabacín en rodajas
- 1 cucharada de orégano seco

Preparación:

Pizza

1- Ajusta la temperatura del horno a 210 °C o
a 420 °F.

2- Esparce la salsa de tomate (o pesto de
tomate) sobre la masa keto para pizza.

3- Coloca una capa de queso cheddar y luego
otra capa de queso mozzarella.

4- Coloca bien distribuidos los espárragos
laminados, el calabacín en rodajas y el
orégano sobre los quesos.

5- Hornea durante 10 minutos hasta que el
queso se vea derretido y dorado.

6- Retira del horno. Corta y disfruta de tu
pizza **Pizza Keto de la Huerta**.

81. Pizza Keto con pepinillos

Ingredientes

• Bandeja con masa para pizza keto (ver
receta anterior)

Para la cobertura:

• 5 cucharadas de salsa de tomate para pizza
libre de azúcar (o pesto de tomate)
• ½ taza de queso mozarella rallado por el
lado medio
• ½ taza de queso cheddar rallado por el
lado medio

- ½ taza de pepinillos
- ½ taza de rúcula troceada
- 1 cucharada de orégano seco
- 1 cucharada de albahaca seca

Preparación:

Pizza

1- Ajusta la temperatura del horno a 210 °C o a 420 °F.

2- Esparce la salsa de tomate (o pesto de tomate) sobre la masa keto para pizza.

3- Coloca una capa de queso cheddar y luego otra capa de queso mozzarella.

4- Coloca bien distribuidos los pepinillos rebanados, la rúcula troceada rodajas , el orégano y la albahaca sobre los quesos.

5- Hornea durante 10 minutos hasta que el queso se vea derretido y dorado.

6- Retira del horno. Corta y disfruta de tu pizza **Pizza Keto con pepinillos**.

82. Pizza Keto hawaiana

Ingredientes

- Bandeja con masa para pizza keto (ver receta anterior)

Para la cobertura:

- 5 cucharadas de salsa de tomate para pizza libre de azúcar (o pesto de tomate)
- ½ taza de queso mozarella rallado por el lado medio
- ½ taza de piña de lata laminada
- ½ taza de tocineta picadita y previamente horneada (crocante)
- Eneldo seco

Preparación:

Pizza

1- Ajusta la temperatura del horno a 210 °C o a 420 °F.

2- Esparce la salsa de tomate (o pesto de tomate) sobre la masa keto para pizza.

3- Coloca una capa de queso cheddar

4- Coloca bien distribuidas las rodajas de piña, los crocantes de tocineta y el eneldo sobre los quesos.

5- Hornea durante 10 minutos hasta que el queso se vea derretido y dorado.

6- Retira del horno. Corta y disfruta de tu pizza **Pizza Keto hawaiana**.

83. Pizza Keto a la Argentina

Ingredientes

- Bandeja con masa para pizza keto (ver receta anterior)

Para la cobertura:

- 5 cucharadas de salsa de tomate para pizza libre de azúcar (o pesto de tomate)
- ½ taza de queso mozarella rallado por el lado medio
- ½ cebolla
- 1 cucharada de orégano seco

Preparación:

Pizza

1- Ajusta la temperatura del horno a 210 °C o a 420 °F.

2- Esparce la salsa de tomate (o pesto de tomate) sobre la masa keto para pizza.

3- Coloca una capa de queso de queso mozzarella.

4- Coloca bien distribuidas las rodajas de cebolla y el orégano sobre los quesos.

5- Hornea durante 10 minutos hasta que el queso se vea derretido y dorado.

6- Retira del horno. Corta y disfruta de tu pizza **Pizza Keto a la Argentina**

84. Pizza Keto cuatro quesos

Ingredientes

- Bandeja con masa para pizza keto (ver receta anterior)

Para la cobertura:

- 5 cucharadas de salsa de tomate para pizza libre de azúcar (o pesto de tomate)
- ½ taza de queso mozarella rallado por el lado medio
- ½ taza de queso cheddar rallado por el lado medio
- ½ taza de queso parmesano rallado por el lado medio
- ½ taza de queso gorgonzola rallado por el lado medio
- 1 cucharada de orégano seco
- 1 cucharada de albahaca seca
- Aceitunas negras laminadas al gusto

Preparación:

Pizza

1- Ajusta la temperatura del horno a 210 °C o a 420 °F.

2- Esparce la salsa de tomate (o pesto de tomate) sobre la masa keto para pizza.

3- Coloca una capa de queso cheddar y luego otra capa de queso mozzarella.

4- Coloca bien distribuidos los cuatro quesos, las aceitunas laminadas el orégano y la albahaca

5- Hornea durante 10 minutos hasta que el queso se vea derretido y dorado.

6- Retira del horno. Corta y disfruta de tu pizza **Pizza Keto cuatro quesos.**

85. Pizza Keto Barbacoa

Ingredientes

- Bandeja con masa para pizza keto (ver receta anterior)

Para la cobertura:

- 5 cucharadas de aderezo Barbecue libre de azúcar (o pesto de tomate)
- ½ taza de queso mozarella rallado por el lado medio
- ½ taza de   carne molida de res previamente cocida y aliñada
- ½ taza de carne de pollo cocida y aliñada en tiritas
- 1 cebolla blanca rebanada finamente
- 1 cucharadita de pimienta
- Sal para rociar

Preparación:

Pizza

1- Ajusta la temperatura del horno a 210 °C o a 420 °F.

2- Esparce el aderezo barbecue (o pesto de
tomate) sobre la masa keto para pizza.

3- Coloca una de queso mozzarella.

4- Coloca bien distribuidos la carne de pollo,
la carne de res la cebolla y la pimienta.
Rocía con sal.

5- Hornea durante 10 minutos hasta que el
queso se vea derretido y dorado.

6- Retira del horno. Corta y disfruta de tu
pizza **Pizza Keto Barbacoa.**

86. Pizza Keto Mexicana

Ingredientes

• Bandeja con masa para pizza keto (ver
receta anterior)

Para la cobertura:
• 5 cucharadas de salsa de tomate libre de
azucar (o pesto de tomate)
• ½ taza de queso mozarella rallado por el
lado medio
• ½ taza de carne molida de res
previamente cocida y aliñada
• ½ aguacate en rebanadas
• 1 cebolla blanca rebanada finamente
• 1 cucharadita de jalapeño o tabasco
(opcional)

Preparación:

Pizza

1- Ajusta la temperatura del horno a 210 °C o
   a 420 °F.

2- Esparce la salsa de tomate libre de azúcar
   (o pesto de tomate) sobre la masa keto para
   pizza.

3- Coloca una de queso mozzarella.

4- Coloca bien distribuidos la carne molida
   de res,   la cebolla, el aguacate el finas
   rebanadas, la cebolla y/o los jalapeños o el
   tabasco (opcional)

5- Hornea durante 10 minutos hasta que el
   queso se vea derretido y dorado.

6- Retira del horno. Corta y disfruta de tu
   Pizza Keto Mexicana.

87. Pizza Keto magnífica

Ingredientes

- Bandeja con masa para pizza keto (ver
  receta anterior)

Para la cobertura:

- 5 cucharadas de salsa de tomate libre de
  azúcar (o pesto de tomate)
- ½ taza de queso gorgonzola rallado
- ½ taza de peras laminadas
- 200 gramos de jamon

Preparación:

Pizza

1- Ajusta la temperatura del horno a 210 °C o
a 420 °F.

2- Esparce la salsa de tomate libre de azúcar
(o pesto de tomate) sobre la masa keto para
pizza.

3- Coloca una capa de queso gorgonzola

4- Coloca bien distribuidos la pera laminada
y las lonjas de jamón.

5- Hornea durante 10 minutos hasta que el
queso se vea derretido y dorado.

6- Retira del horno. Corta y disfruta de tu
pizza **Pizza Keto Magnífica.**

88. Pizza Keto Capressa

Ingredientes

- Bandeja con masa para pizza keto (ver
receta anterior)

Para la cobertura:

- 5 cucharadas de salsa de tomate libre de
azúcar (o pesto de tomate)
- ½ taza de queso mozzarella rallado
- ½ taza de tomatitos Cherry en rebanadas
- Albahaca fresca al gusto

Preparación:

Pizza

1- Ajusta la temperatura del horno a 210 °C o a 420 °F.

2- Esparce la salsa de tomate libre de azúcar (o pesto de tomate) sobre la masa keto para pizza.

3- Coloca una capa de queso mozarella

4- Coloca bien distribuidos los tomatitos Cherry y las hojas de albahaca.

5- Hornea durante 10 minutos hasta que el queso se vea derretido y dorado.

6- Retira del horno. Corta y disfruta de tu pizza **Pizza Keto Capressa.**

89. Pizza Keto Blanca

Ingredientes

- Bandeja con masa para pizza keto (ver receta anterior)

Para la cobertura:
- ½ taza de queso mozzarella rallado
- ½ taza de queso ricotta
- ½ taza de queso de cabra
- 1 diente de ajo grande laminado finamente
- Albahaca fresca al gusto
- Aceite de oliva al gusto
- Sal y pimienta

Preparación:

Pizza

1- Ajusta la temperatura del horno a 210 °C o
a 420 °F.

2- Esparce la salsa de tomate libre de azúcar
(o pesto de tomate) sobre la masa keto para
pizza.

3- Coloca una capa de queso mozarella, una
capa de ricota y una capa de cabra.

4- Coloca bien distribuidos el ajo laminado y
las hojas de albahaca. Rocía con aceite de
oliva, sal y pimienta.

5- Hornea durante 10 minutos hasta que el
queso se vea derretido y dorado.

6- Retira del horno. Corta y disfruta de tu
pizza **Pizza Keto Blanca**

90. Pizza Keto Mediterranea

Ingredientes

- Bandeja con masa para pizza keto (ver
receta anterior)

Para la cobertura:
- ½ taza de queso mozzarella rallado
- ½ taza de queso mascarpone rallado
- 2 cucharadas de queso parmesano
- ½ taza de salmón ahumado en laminas
- 2 cucharadas de alcaparras picaditas

- 1 diente de ajo grande laminado finamente
- 1 cebolla morada en rodajitas
- perejil al gusto
- Aceite de oliva al gusto
- Sal y pimienta negra molida

Preparación:

Pizza

1- Ajusta la temperatura del horno a 210 °C o a 420 °F.

2- Esparce la salsa de tomate libre de azúcar (o pesto de tomate) sobre la masa keto para pizza.

3- Coloca una capa de queso mozarella, una capa queso mascarpone y una capa queso parmesano.

4- Coloca bien distribuidos el salmón en láminas, la cebolla morada en rodajas, las alcaparras, el ajo laminado y el perejil. Rocía con sal y pimienta.

5- Hornea durante 10 minutos hasta que el queso se vea derretido y dorado.

6- Retira del horno. Corta y disfruta de tu pizza **Pizza Keto Mediterránea**

A MODO DE CIERRE

Gracias nuevamente por haber adquirido este libro y emprender juntos el camino a perder peso sin afectar tu salud. Si disfrutaste este libro y quieres ayudar a divulgar las bondades de esta dieta, por favor deja una breve reseña en Amazon. ¡Gracias!